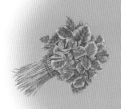

秋分

阴平阳秘宜平缓

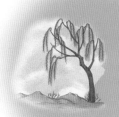

春分

平心静气养肝脏

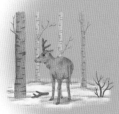

冬至

气始冬至调平衡

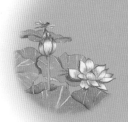

夏至

腠理开泄寒邪侵

血糖健康管理手册

史明忠　张　凌 ◎主编

吉林科学技术出版社

图书在版编目（CIP）数据

血糖健康管理手册 / 史明忠，张凌主编. -- 长春 ：
吉林科学技术出版社，2022.4
ISBN 978-7-5578-6885-7

Ⅰ.①血… Ⅱ.①史… ②张… Ⅲ.①糖尿病－防治
－手册 Ⅳ.①R587.1-62

中国版本图书馆CIP数据核字(2020)第225692号

血糖健康管理手册
XUETANG JIANKANG GUANLI SHOUCE

主　　编	史明忠　张　凌
副主编	陈　垚　孟令仪　周博宇
出版人	宛　霞
责任编辑	孟　盟　朱　萌
装帧设计	长春美印图文设计有限公司
制　　版	长春美印图文设计有限公司
幅面尺寸	167 mm×235 mm
开　　本	16
字　　数	200千字
印　　张	12.5
页　　数	200
印　　数	1-7 000册
版　　次	2022年4月第1版
印　　次	2022年4月第1次印刷

出　　版	吉林科学技术出版社
发　　行	吉林科学技术出版社
地　　址	长春市福祉大路5788号
邮　　编	130118
发行部电话/传真	0431-81629529　81629530　81629531
	81629532　81629533　81629534
储运部电话	0431-86059116
编辑部电话	0431-81629518
印　　刷	吉广控股有限公司

书　　号	ISBN 978-7-5578-6885-7
定　　价	45.00元

前言
FOREWORD

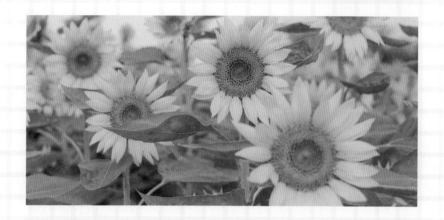

糖尿病是一组以高血糖为特征的代谢性疾病，临床上以多饮、多尿、多食和消瘦为主要表现。近年来，国内糖尿病患病率呈逐渐攀升趋势。据调查数据显示：2019年中国糖尿病患病人数约为1.16亿人，中国已成为全球糖尿病患病人数最多的国家；并且，糖尿病患者数量仍在持续快速增长。预测2040年中国糖尿病患病人群数量将达到1.51亿人。

一年分春夏秋冬四季，四季中有二十四节气周而复始。每个节气的到来，都预示着气候的变化，同时也暗示着物象的更新交替。二十四节气所反映的物候特征说明了自然界的一切生活都与节气密切相关。人是自然界的一部分，人体的五脏六腑、四肢百骸、五官九窍、筋骨皮肉等组织的功能活动无不受节气变化的影响。因此，古往今来的养生家们都十分注重节气养生，并把天人合一的养生观作为不违天时、顺道而行的重要法则。司马迁在《史记·太史公自序》中说："夫春生夏长，秋收冬藏，此天道之大经也。弗顺则无以为天下纲纪。"《黄帝内经》中也说："故阴阳四时者，万物之始终也，死生之本也，逆之则灾害生，从之则苛疾不起，是谓得道。"因此，人们无论养生还是治病都要遵循天人合一的传统养生理念，顺从四时阴阳节气的变化，懂得如何来适应气候的变化，有效地保养身体，防御疾病的侵害。

本书以一年之中的二十四节气为主线，详细介绍了每个节气的气候特点和变化规律，以及糖尿病患者在这个节气里如何顺应时令变化，进行起居、运动、情志养生。另外，还有各个节气的饮食调养和适合该节气食用的药膳，中间穿插针对糖尿病的疾病认知和中医调治等内容，用来指导糖尿病患者进行自我健康教育、养生保健和食疗。

本书集科学性、实用性于一体，图文并茂，通俗易懂，也是糖尿病患者在日常治病和健康保养过程中应该了解的医学常识，对于指导患者在一年中不同节气的生活、饮食、运动、起居与情绪调节有一定的积极意义。

由于我们的水平有限，若书中存在错误和不足之处，敬请读者批评指正。

目录
CONTENTS

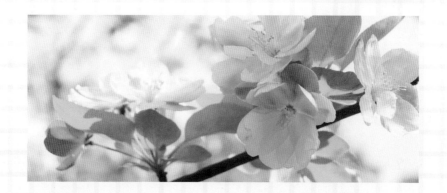

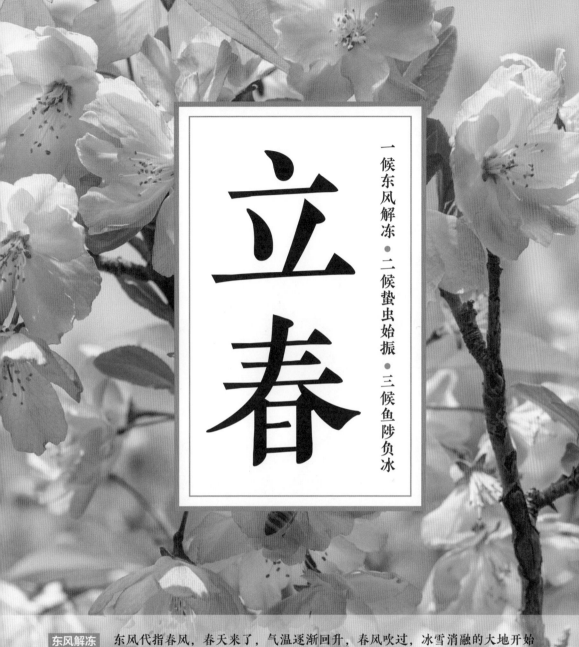

立春

一候东风解冻 · 二候蛰虫始振 · 三候鱼陟负冰

东风解冻 东风代指春风，春天来了，气温逐渐回升，春风吹过，冰雪消融的大地开始变暖。

蛰虫始振 蛰指动物冬眠，藏起来不吃不动，振有抖动、摇动的意思。立春5日后，藏在洞中冬眠的虫类开始摇动，慢慢苏醒，迎接春天的到来。

鱼陟负冰 陟有上升的意思，负是背负、背着。立春后10日，河里的冰开始融化，水面温度升高，鱼从水底向水面游动，此时水面还有没完全融化的碎冰块，像被鱼背着一样漂浮在水面。

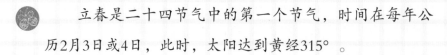

立春是二十四节气中的第一个节气，时间在每年公历2月3日或4日，此时，太阳达到黄经315°。

《月令七十二候集解》中说："立春，正月节。立，建始也，五行之气，往者过，来者续。于此而春木之气始至，故谓之立也。"从天文意义上讲，它标志着春季的开始，故名立春。

立春揭开了春天的序幕，是由冬季向春季过渡的节气。此刻东风送暖，大地解冻，万物复苏，生机勃勃。立春过后，白天的时间逐渐变长，气温、日照、降水也逐渐增多，但温度变化较大，天气乍暖还寒，气候仍以风寒为主。即便如此，仍有"嫩如金色软如丝"的垂柳芽苞，泥土中跃跃欲试的小草，都期待着"春风吹又生"。"春到人间草木知"，形象地反映出立春时节的自然特色。

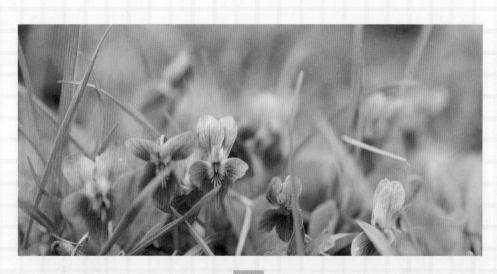

春季养生要顺应春天阳气升发、万物始生的特点，注意保护阳气，着眼于一个"生"字。按自然界属性，春属木，与肝相应。在养生上要特别注意护肝。

在作息时间上，应顺应自然界的规律，早睡早起；在精神养生方面，要力戒暴怒，更忌情绪忧郁，做到心胸开阔，乐观向上，保持愉悦的好心态；在衣着方面，由于春季气候变化较大，天气乍寒乍暖，人体腠理开始变得疏松，对寒邪的抵抗能力有所减弱，所以，特别是生活在北方地区的人们在初春时节不宜立即脱掉棉服，年老体弱者换装尤其要慎重，不可骤减衣裤。《千金要方》主张春时衣着宜"下厚上薄"。《老老恒言》亦云："春冻半泮，下体宁过于暖，上体无妨略减，所以养阳之生气。"

总之，我们要充分利用和珍惜春季大自然"发陈"之时，借阳气上升、万物萌生、人体新陈代谢旺盛之机，来进行适当地调摄，使春阳之气得以宣达，代谢功能得以正常运行。

什么是糖尿病

每个人的血液中都含有糖，这就是人们俗称的血糖。大多数情况下，血糖都是指血液中的葡萄糖。葡萄糖是提供能量的营养素。我们体内的细胞活动所需的能量，大部分来自葡萄糖，所以血糖必须保持一定的水平，才能满足各组织、器官的需要。血糖水平过低就是俗称的低血糖，容易出现头晕、乏力，严重者会晕厥，甚至有生命危险。而血糖水平过高就是俗称的糖尿病。

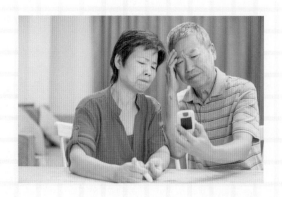

血糖水平的高低由什么来调节呢？调节血糖水平最重要的激素是胰岛素，由胰岛的β细胞分泌。简单地说，胰岛素的主要作用就是降低血糖。但是，如果胰岛素分泌缺陷及（或）其生物学作用出现障碍，则会引起血液中的葡萄糖含量升高，就出现了糖尿病。所以，糖尿病是一种以慢性血糖水平增高为特征的代谢性疾病，是绝对或相对的胰岛素分泌不足所引起的糖、脂肪和蛋白质等代谢紊乱。本病的特征，是血中糖含量过高，病人的尿糖含量也过高，尿里充满了糖，所以叫作糖尿病。

中医对糖尿病的认识

糖尿病是西医的病名，中医称之为消渴，消渴是消瘦烦渴之意。《黄帝内经》依据不同的病机、主证分别谓之"消渴""消瘅""肺消""鬲消""消中"等。古医书《说文解字病疏下》解释："消，欲饮也。"《古代疾病候疏义》解释："……津液消渴，故欲得水也。"名之为消渴病，多尿为其特征，"其人一日饮水一斗，小便亦一斗"。汉代张仲景《金匮要略》载有，"渴欲饮水不止""渴欲饮水，口干舌燥"。又说："消谷饮食，大便必坚，小便必数。"李杲《兰室秘藏》说消渴："口干舌燥，小便频数，大便闭涩，干燥硬结。"又说："能食而瘦。"这些记载与糖尿病的症状相似，故历代医家一直把糖尿病称为消渴病。

【中医调治】

什么是针灸疗法

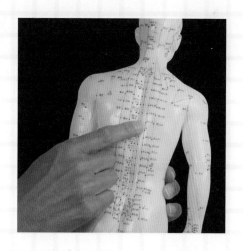

针灸疗法即利用针刺与艾灸进行治疗的方法。"针"即针刺，以针刺入人体穴位治病。它依据的是"虚则补之，实则泻之"的辨证原则，进针后通过补、泻、平补平泻等手法的配合运用，以取得人体本身的调节反应；"灸"即艾灸，以火点燃艾炷或艾条，烧灼穴位，将热力透入肌肤，以温通气血。针灸就是以这种方式刺激体表穴位，并通过全身经络的传导，来调整气血和脏腑的功能，从而达到扶正祛邪、治病保健的目的。

穴位，学名腧穴，指人体经络线上特殊的点区部位，是中国文化和中医学特有的名词。

【应时而食】

饮食调养方面要考虑春季阳气初生，宜食辛甘发散之品，不宜食酸收之味。在五脏与五味的关系中，酸味入肝，具收敛之性，不利于阳气的升发和肝气的疏泄，饮食调养要投其脏腑所好，故需明确这种关系，且有目的地选择一些柔肝养肝、疏肝理气的中药和食品。中药如枸杞子、郁金、丹参、元胡等，食品选择辛温发散的大枣、豆豉、葱、香菜、花生等。

阳气上升时容易伤阴，所以要特别注重养阴，可以多选用百合、山药、莲子、枸杞子等作为食疗之品。

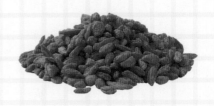

【药膳厨房】

菠菜鸡内金山药汤

原料：鸡内金10克，山药50克，菠菜250克。

做法：将鸡内金研末，菠菜洗净切碎，山药（生）洗净去皮切片，三种原料一起放入锅内，加水炖汤。每天早、晚2次分服，连用10～15天。

功效：适用于消渴证属肝肾阴虚，腰膝酸软、小便频多、口干口渴者尤为适合。

请记录
空腹血糖的监测结果

记录周期	血糖数值（mmol/L）				
1					
2					
3					
4					
5					
6					
7					
8					
9					
10					
11					
12					
13					
14					
15					

注：人体空腹血糖测试正常范围为3.9～6.1mmol/L

请记录
身体各项指标的测量结果

单位/指标	记录周期														
	1	2	3	4	5	6	7	8	9	10	11	12	13	14	15
请填写 **体 重 记 录**															
千克															
请填写 **腹 围 记 录**															
厘米															
请勾选 **饮 食 记 录**															
过饱															
正常															
不足															
请勾选 **运 动 记 录**															
过量															
正常															
不足															
请勾选 **情 绪 记 录**															
开心															
正常															
忧伤															

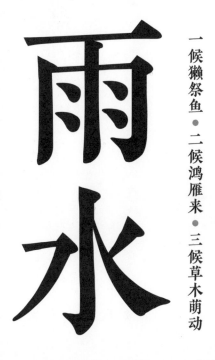

雨水

獭祭鱼　春天到了，小动物们开始外出活动。其中，可爱的水獭喜欢吃鱼。水獭抓到鱼之后，会整齐地摆放在岸上，等到抓够数量才开始食用。岸上的鱼很像人们在祭祀时摆放的祭品，这才有了獭祭鱼这个物候。

鸿雁来　雨水5天过后，因北方天气寒冷飞到温暖南方的大雁开始从南方飞往北方，候鸟是随着天地阴阳之气的流转而往来，以适应气候。

草木萌动　再过5天，天地间阴阳交泰，出现生机，草木萌动，伴随着春雨，小草悄悄钻出地面，树木渐渐长出嫩芽，放眼望去，满眼都是绿油油的，一片春意盎然。

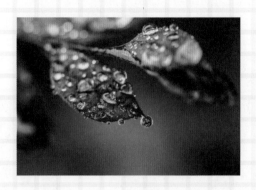

雨水，是二十四节气中的第二个节气，时间在每年公历2月18日或19日，太阳到达黄经330°。此时，气温回升，冰雪融化，降水增多，故取名为雨水。

《月令七十二候集解》："雨水，正月中，天一生水。春始属木，然生木者必水也，故立春后继之雨水。且东风既解冻，则散而为雨矣。"雨水不仅表明降雨的开始及雨量增多，而且表示气温的升高。雨水前，天气相对来说比较寒冷。雨水后，人们会明显感到春回大地，春暖花开和春满人间，沁人的气息激励着身心。

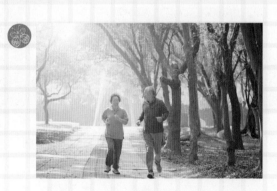

雨水之后，北方冷空气活动仍很频繁，天气变化多端。所以人们常说的"春捂"就是古人根据春季气候变化特点而提出的穿衣方面的养生原则。初春阳气渐生，气候日趋暖和，人们逐渐去棉穿单。但此时北方阴寒未尽，气温变化大，虽然雨水之季不像寒冬腊月那样凛冽，但由于人体皮肤腠理已变得相对疏松，对风寒之邪的抵抗力会有所减弱，因而易感邪而致病。所以此时注意"春捂"是有一定道理的。

雨水时节变化无常的天气，容易引起人的情绪波动，乃至心神不安，影响人的身心健康，对高血压、糖尿病、心脏病、哮喘患者更是不利。为了消除这些不利的因素，人们应保持情绪稳定，加强身体锻炼，增强身体抵抗力。

【疾病认知】

❀ **糖尿病患者根据病因和临床表现的不同可分为四种类型**

1. 1型糖尿病：多发于20岁以下的儿童和青少年，占原发性糖尿病总数的5%～10%，发病时"三多一少"症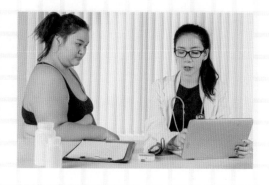状明显。患者体内的胰岛素是绝对缺乏的，因此必须使用胰岛素治疗。

2. 2型糖尿病：好发于40岁以后的成年人，但近年来有年轻化趋势，占原发性糖尿病患者的90%左右。发病症状不明显，也可以没有任何症状。早期依靠控制饮食或加用口服降糖药可控制病情，当血糖控制不佳或出现糖尿病

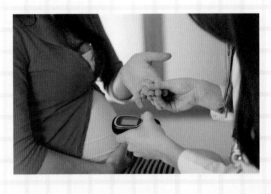

并发症时应使用胰岛素。

3. 妊娠糖尿病：女性在妊娠前没有糖尿病，在妊娠过程中发现血糖升高，超出正常血糖标准，即为妊娠糖尿病。

4. 特殊类型糖尿病：是指由于胰腺炎症、外伤、肿瘤、内分泌疾病，以及服用药物、感染等因素引起的糖尿病。

 糖尿病的中医诊断标准

参照中华中医药学会2007年发布的《糖尿病中医防治指南》，总结出糖尿病的中医诊断标准。

1.症状：以多饮、多食、多尿及原因不明之消瘦为主要临床表现。或者多饮、多食、多尿症状不明显，以肺痨、眩晕、胸痹心痛、水肿、中风、眼疾、疮痈等病症，或因烦渴、烦躁、神昏等病就诊，或患者本身无症状，体检时发现本病者。

2.体征：早期病情较轻，大多无明显体征。病情严重时出现急性并发症有失水等表现，病久则出现与大血管、微血管、周围或内脏神经、肌肉、骨关节等各种并发症相应的体征。

患者一旦出现上述的症状、体征，应及时去正规医院进行相应的理化检查，以进一步明确诊断。

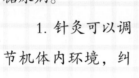

【中医调治】

针灸治疗糖尿病的机理

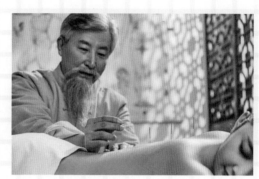

针灸就是通过有效调节身体功能的综合作用来治疗糖尿病。

1. 针灸可以调节机体内环境，纠正脂质代谢紊乱，改善新陈代谢。

2. 针灸可重新调整中枢神经系统对胰岛素的控制作用。

3. 针灸可促进葡萄糖的利用、摄取以及肝糖原的生成，进而起到降糖作用。

4. 针灸可改善葡萄糖的负荷，提高胰岛 β 细胞膜上葡萄糖受体对葡萄糖的敏感性。

5. 针灸可以改善糖尿病的多种并发症，通过改善血液循环以及组织血液供应，间接地调节糖代谢和脂代谢紊乱，降低血糖和血液黏稠度，从而改善糖尿病的多种并发症。

雨水节气中，地湿之气渐升，且早晨时有露、霜出现。所以针对这样的气候特点，饮食调养应侧重于调养脾胃和祛风除湿。在雨水节气之后，随着降水的增多，寒湿之邪最易困扰脾脏。同时湿邪易留恋，难以去除，故雨水前后应当着重养护脾脏。

春季养脾的重点：首先在于调畅肝脏，保持肝气调和顺畅，在饮食上要保持均衡，保持五味不偏，尽量少吃辛辣食品，多吃新鲜蔬菜等；其次要注意健脾利湿，内以养护脾气，外以清利湿邪，从而达到养脾的目的。

春寒料峭，湿气一般夹"寒"而来，因此雨水前后必须注意保暖，切勿受凉。同时少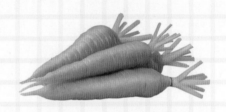食生冷之物，以顾护脾胃阳气。平时可多吃些诸如鲫鱼、胡萝卜、山药、小米等食物，以达到健脾的目的。

【药膳厨房】

山药熟地黄瘦肉汤

原料：怀山药30克，熟地黄24克，泽泻9克，小茴香3克，猪瘦肉60克。

做法：上述原料混合后加清水适量，大火煮沸后，小火煮1小时即可。

功效：滋阴固肾，补脾摄精。适用于糖尿病脾肾俱虚者。

请记录
空腹血糖的监测结果

记录周期	血糖数值（mmol/L）				
1					
2					
3					
4					
5					
6					
7					
8					
9					
10					
11					
12					
13					
14					
15					

注：人体空腹血糖测试正常范围为3.9~6.1mmol/L

请记录
身体各项指标的测量结果

单位/指标	记录周期														
	1	2	3	4	5	6	7	8	9	10	11	12	13	14	15
请填写 **体 重 记 录**															
千克															
请填写 **腹 围 记 录**															
厘米															
请勾选 **饮 食 记 录**															
过饱															
正常															
不足															
请勾选 **运 动 记 录**															
过量															
正常															
不足															
请勾选 **情 绪 记 录**															
开心															
正常															
忧伤															

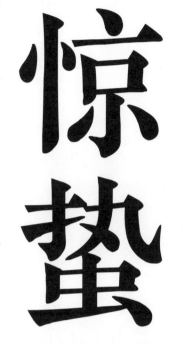

惊蛰

一候桃始华 • 二候仓庚鸣 • 三候鹰化为鸠

桃始华 桃，果实名，多年生木本植物，粉红色花。"华"通"花"，在这里是开花的意思。惊蛰之后5天，粉红色的桃花开放。

仓庚鸣 仓庚即黄鹂，通体黄色，带有黑色花纹的鸟，叫声欢快明亮，被称为"小小歌唱家"。惊蛰时节，黄鹂感受到春天的气息，在树枝上跳来跳去，尽情歌唱。

鹰化为鸠 鹰，鹞鹰属，泛指猛禽；鸠即布谷，一种灰色的鸟类，大小与鸽子相仿。古人认为鸟类感知季节变化，春天鹰化为鸠，而秋天鸠化为鹰。

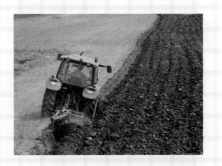

惊蛰，古称"启蛰"，是二十四节气中的第三个节气，时间在每年公历3月5日或6日，太阳到达黄经345°时。

《月令七十二候集解》："惊蛰，二月节，万物出乎震，震为雷，故曰惊蛰，是蛰虫惊而出走矣。"此前，动物入冬藏伏土中，不饮不食，称为"蛰"，而到了"惊蛰"，天上的春雷惊醒蛰居的动物，称为"惊"。故惊蛰时，蛰虫惊醒，天气转暖，渐有春雷，中国大部分地区进入春耕季节。

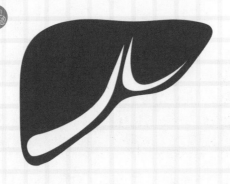

惊蛰过后万物复苏，是春暖花开的季节，同时也是各种病毒和细菌活跃的季节，因此必须做好传染性以及感染性疾病的预防。

春季与肝相应，惊蛰时节人体的肝阳之气渐升，阴血相对不足，养生应顺应阳气的升发、万物始生的特点，阴阳调和，使自身的精神、情志、气血也如春日一样舒展畅达，生机盎然。

惊蛰过后，应该早睡早起，保证充足的睡眠。多做有益身心的活动，如散步、慢跑等，以愉悦身心，舒畅情绪。

【疾病认知】

糖尿病的典型症状

糖尿病的早期是没有什么明显表现的，其典型的表现多在中晚期才出现。主要表现为多尿、多饮、多食和体重减轻，这在医学上称为"三多一少"。

1. 多尿：糖尿病患者尿量增多，每昼夜尿量可达3000～5000毫升（正常人尿量为1000～2000毫升），排尿10～20次，甚至有更频繁者。这是因为高血糖对人体损害很大，人体为了保护自己，不得不通过尿液排出多余糖分，致使尿量明显增多。

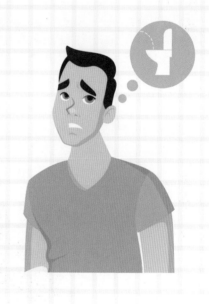

2. 多饮：糖尿病患者因多尿，致使体内损失了大量水分，从而出现脱水现象，这会刺激大脑皮质口渴中枢，引起口渴，临床表现为口唇干燥，舌头发黏，甚或发麻。

3. 多食：由于多尿，排出大量糖分，使机体热量不足，为补充能量，患者通过增加饮食来纠正这种饥饿状态。如果一个人食量增加，反而体力不支、体重下降，就要高度怀疑糖尿病的可能性了。

4. 体力和体重下降：身体不能很好地利用糖分，所以只有消耗肌肉和脂肪来补充身体所需能量，从而造成体重下降，疲乏无力。

除以上"三多一少"症状之外，还有浑身瘙痒，抓挠不止。女性外阴瘙痒，过早停经，男性易出现阳痿等。

中医治疗糖尿病的优势

对糖尿病的治疗，降糖仅仅只是一个方面，中医对于患者生活质量的改善和减少慢性并发症的发生有其自身的独特优势。

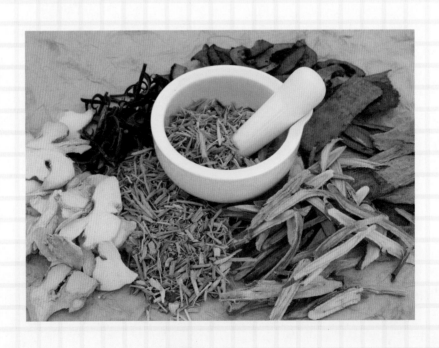

1. 中药降糖：中药有辅助降糖的功效，主要是通过调理脏腑的功能、调理气血而取得疗效，并能有效解除胰岛素抵抗的状态，从而辅助西药发挥其最大的生物利用度。

2. 防治糖尿病的慢性并发症：糖尿病的慢性并发症很多，比如糖尿病周围神经病变、糖尿病肾病、视网膜病变等，运用中药能够有效地防止一些严重并发症的出现。

3. 延缓病情进展：对于在糖尿病前期阶段，即血糖已经出现异常，但是还没有达到临床糖尿病标准的患者，可以配合中药调理，部分患者血糖值可转为正常，或者可延缓和防止病情进展。

【中医调治】

针灸治疗糖尿病的注意事项

1. 针灸治疗糖尿病，对于早中期病人以及轻型患者效果较好，病程较长，病重者应该配合药物治疗。

2. 糖尿病患者难以在很短时间内迅速痊愈，针灸治疗所需的疗程长，临床疗效才能够提高。

3. 饮食治疗以及饮食控制是治疗糖尿病的关键措施之一，所以在进行针灸治疗时，必须要配合饮食治疗以及饮食控制，针灸的同时还要给患者制定合适的食谱食量。

4. 针刺前要认真检查针具，严格消毒，根据取穴部位，采取舒适的体位。针刺的方向、角度、深度，都要适当掌握，以免发生意外事故。

惊蛰时节饮食起居应顺肝之性，助益脾气，令五脏和平。宜多吃富含植物蛋白质、维生素的清淡食物，少食动物脂肪类食物。可多食鸭血、菠菜、水萝卜、苦瓜、木耳菜、芹菜、油菜、山药、莲子、银耳等食物。

由于春季与肝相应，如养生不当则会伤肝。现代流行病学调查亦证实，惊蛰属肝病的高发季节。所以在人体肝气易亢奋的春季，应少吃酸味食物。虽然适量酸味对补养肝气有益，但如果已经亢奋的肝再摄入过多酸味，则会造成肝气过旺。

【药膳厨房】

枸杞子黄瓜蛋汤

原料：枸杞子30克，鲜嫩黄瓜300克，鸡蛋1个，水淀粉、麻油、葱花、盐、味精各适量。

做法：枸杞子洗净，去杂质，鲜嫩黄瓜洗净，切片，加盐少许腌渍30分钟。

锅内加水800毫升，用大火煮沸，加入枸杞子、黄瓜，调入打匀的鸡蛋液，炖煮数分钟，再加入葱花、盐、味精，并用淀粉少许勾芡，淋上麻油即成。

功效：清热养阴，利咽明目，降糖止渴。用于肾阴亏虚型糖尿病。

请记录
空腹血糖的监测结果

记录周期	血糖数值（mmol/L）				
1					
2					
3					
4					
5					
6					
7					
8					
9					
10					
11					
12					
13					
14					
15					

注：人体空腹血糖测试正常范围为3.9~6.1mmol/L

请记录
身体各项指标的测量结果

单位/指标	记录周期														
	1	2	3	4	5	6	7	8	9	10	11	12	13	14	15
请填写 **体 重 记 录**															
千克															
请填写 **腹 围 记 录**															
厘米															
请勾选 **饮 食 记 录**															
过饱															
正常															
不足															
请勾选 **运 动 记 录**															
过量															
正常															
不足															
请勾选 **情 绪 记 录**															
开心															
正常															
忧伤															

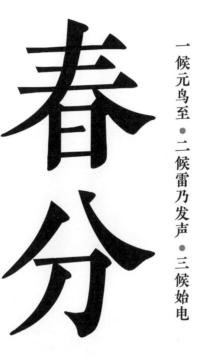

春分

一候元鸟至 · 二候雷乃发声 · 三候始电

元鸟至 元鸟即玄鸟，燕子的别名。春分之后，大地回春，燕子从南方飞回北方。穿花衣的小燕子衔着泥巴，忙着为自己筑巢。

雷乃发声 古人认为雷声是阳气的声音，春分时节阳气增长但还不足以冲破阴气，所以只能听到阵阵雷声。

始电 闪电是阳气的光芒，阳气微弱时看不见光芒，阳气旺盛时虽受到阴气抑制，但仍然会发出闪电，寓意春分后阳气逐渐增多。事实上，雷电是一体的，只能听见雷声或只能看见闪电，是由于闪电或雷声距离我们较远或能量较微弱，没有被观察到或听到。

春分，是春季九十天的中分点，二十四节气中的第四个节气，在每年公历3月20日或21日，太阳位于黄经0°（春分点）时。春分这一天太阳直射地球赤道，南北半球季节相反，北半球是春分，在南半球来说就是秋分。

《月令七十二候集解》："春分，二月中，分者半也，此当九十日之半，故谓之分。"《春秋繁露·阴阳出入上下篇》说："春分者，阴阳相半也。故昼夜均而寒暑平。"一个"分"字道出了昼夜、寒暑的界限。

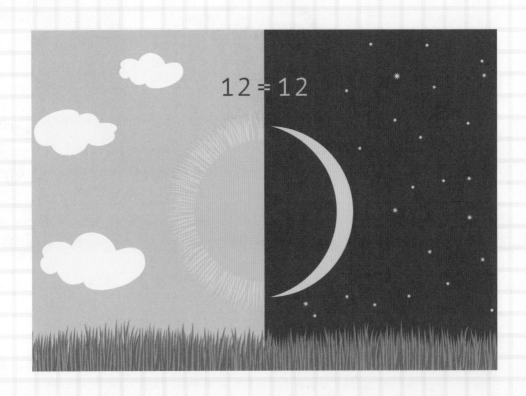

【节气养生】

由于春分节气平分了昼夜、寒暑，人们在保健养生时应注意保持人体的阴阳平衡状态。

春分节气天气乍暖还寒，不要过早减衣，防止因抵抗力下降及病毒、细菌活跃而引发呼吸系统疾病或传染病。天气较好时应多开窗通风，保持室内空气清新。要保持轻松愉快，乐观向上的精神状态，让肝气调畅；在起居方面坚持适当锻炼、定时睡眠、定量用餐，有目的地进行调养，方可达到养生的最佳效果。

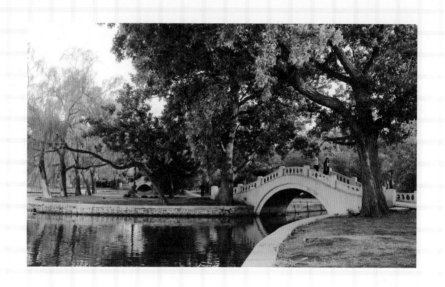

【疾病认知】

糖尿病的易患人群

很多糖尿病患者没有任何糖尿病症状表现，一般是在健康体检时才发现血糖异常，或者出现糖尿病并发症才发现。因此，对糖尿病应尽早防范，下面一些人应警惕糖尿病。

1. 有糖尿病家族史的人，尤其父母亲是糖尿病患者的。

2. 年龄40岁以上的中老年人，肥胖者，尤其是腹部肥胖的人。

3. 出现了糖尿病的典型症状，如口渴、多饮，特别是夜间尿多。

4. 突然出现视力障碍，眼前有黑影，或因白内障而出现视物模糊，视力下降。

5. 分娩过4 000克以上巨大婴儿的妇女，有过妊娠并发症的女性，比如多次流产、羊水过多和死胎者。

6. 缺乏运动，或者有不明原因的体重减轻的人。

7. 经常吸烟、酗酒的人。

8. 生活无规律，精神长期处于高度紧张的人。

 中医治疗糖尿病的三个目标

1. 及时纠正高血糖和高脂血症等代谢紊乱，控制急性并发症，减轻患者痛苦，排除各种危险因素。

2. 通过个体化的中药、饮食、运动等治疗，使患者的血糖、血脂、血压、血黏度和体重等指标逐步回到正常范围，减少和延缓糖尿病急、慢性并发症的发生。

3. 通过长期有效的健康管理和教育指导，注重患者身体功能改善，帮助患者养成健康生活习惯，维持或恢复劳动力，提高生活质量，让糖尿病患者也可以享有和健康人一样的快乐生活。

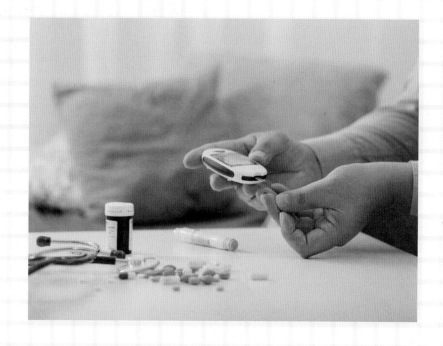

【中医调治】

哪些患者不适宜针灸治疗

1. 糖尿病急性代谢紊乱时，如糖尿病酮症酸中毒或糖尿病高渗昏迷时不宜针灸。

2. 糖尿病合并皮肤感染、溃疡者不宜针灸。

3. 饥饿、疲劳、精神紧张时不宜立即针刺。

4. 妊娠期高血糖患者不宜针灸。

5. 晕针者不宜针刺。

【应时而食】

春分节气的饮食调养，应当根据自己的实际情况选择能够健脾祛湿、温补阳气、寒热均衡的膳食，禁忌大热、大寒的饮食，

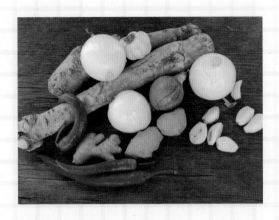

如在烹调鱼、虾、蟹等寒性食物时，必佐以葱、姜、酒、醋类等温性调料，以防止本菜肴性寒偏凉，食后有损脾胃而引起脘腹不舒之弊；又如在食用韭菜、大蒜、木瓜等助阳类菜肴时应配以蛋类滋阴之品，以达到阴阳互补之目的。这期间也不适饮用太过肥腻的汤品。

【药膳厨房】

洋葱炒黄鳝

原料：黄鳝2条、洋葱2个，盐、生抽各适量。

做法：将黄鳝去肠杂切块，洋葱切片。起油锅，先放入黄鳝块煎热，再放入洋葱片，翻炒片刻，加盐、生抽、清水少量，焖片刻，至黄鳝熟透即可。

功效：理气健脾，降糖降脂。适用于糖尿病并发高脂血症。

请记录
空腹血糖的监测结果

记录周期	血糖数值（mmol/L）				
1					
2					
3					
4					
5					
6					
7					
8					
9					
10					
11					
12					
13					
14					
15					

注：人体空腹血糖测试正常范围为3.9～6.1mmol/L

请记录

身体各项指标的测量结果

单位/指标	记录周期														
	1	2	3	4	5	6	7	8	9	10	11	12	13	14	15
请填写 **体 重 记 录**															
千克															
请填写 **腹 围 记 录**															
厘米															
请勾选 **饮 食 记 录**															
过饱															
正常															
不足															
请勾选 **运 动 记 录**															
过量															
正常															
不足															
请勾选 **情 绪 记 录**															
开心															
正常															
忧伤															

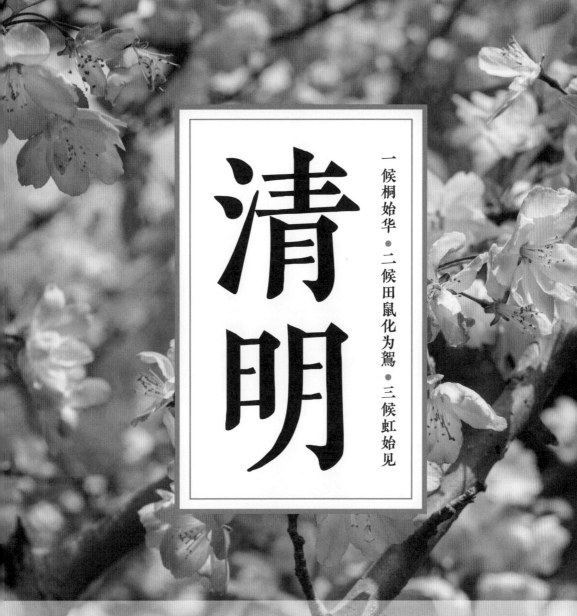

清明

一候桐始华 · 二候田鼠化为鴽 · 三候虹始见

桐始华	桐，即梧桐，清明前后，粉白色的梧桐花竞相开放。梧桐花是春天里开放较晚的花，这时春天过去大半，不知不觉已到晚春。桐花在古代诗词中常常出现，寓意高洁不屈的品质，抒发感伤晚春之情怀。
田鼠化为鴽	鴽，古书上指鹌鹑类的小鸟。清明之后，田鼠不喜高温，躲到地下洞穴中生活，而地面上的小鸟多了起来。古人因为观察条件有限，误认为田鼠变成了小鸟。
虹始见	彩虹一般出现在雨过天晴、空气湿润的时候。阳光照射到空气中的水滴，光线被折射和反射，在天空形成的拱形七色彩带，就是彩虹。清明节后，降水丰沛，因此我们可以经常看到彩虹。

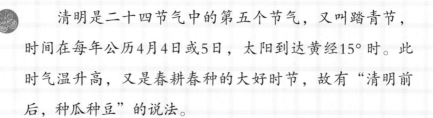

清明是二十四节气中的第五个节气，又叫踏青节，时间在每年公历4月4日或5日，太阳到达黄经15°时。此时气温升高，又是春耕春种的大好时节，故有"清明前后，种瓜种豆"的说法。

《月令七十二候集解》云："清明，三月节。按《国语》曰，时有八风，历独指清明风，为三月节。"清明兼具自然与人文两大内涵，既是自然节气点，也是中国传统节日之一。清明时节，吐故纳新，生气旺盛，气温升高，万物皆洁齐，大地呈现春和景明之象，正是郊外踏青（春游）与行清（墓祭）的好时段。

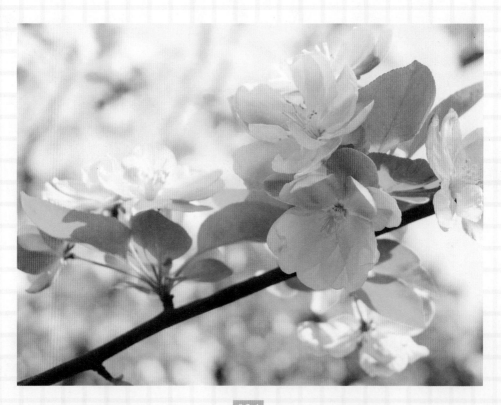

【节气养生】

清明时节雨纷纷，四月养生正当时。冬季气温低，人体新陈代谢慢，积累一些废物不能及时排出。立春后阳气渐升，同时带动清气上行，清明是清气上升的时节，清明养生要清除浊气，与自然规律相依从。

在起居方面要保持充足的睡眠，反常的睡眠是扼杀阳气的一大杀手，熬夜迟睡使阳气过度损耗，赖床不起也会使阳气受损。所以，一定要养成正确规律的睡眠习惯，才能顺应自然，达到身心健康。

俗话说，"二八月乱穿衣"，说的就是清明前后，人们更换衣服总是过于频繁。而这个时节，天气随时可能转变，特别是昼夜温差较大，应注重保暖，防止因受寒而引起感冒。

【疾病认知】

糖尿病会受遗传因素的影响吗

糖尿病是有一定的遗传性的，糖尿病患者的子女患糖尿病的可能性肯定比非糖尿病患者的子女要大。如果父母双方都是糖尿病患者，那么子女患糖尿病的概率更大。但是，并不是糖尿病患者的子女就一定患糖尿病。研究表明，即使父母均为继发性糖尿病患者，子女的糖尿病患病率也不会超过20%。除遗传因素外，糖尿病还与饮食、生活习惯等因素密切相关。所以有时候会出现这种情况：糖尿病患者的子女对糖尿病的危害及糖尿病的预防知识比较了解，他们平时就比较注意饮食起居，防患于未然，反而不容易患糖尿病。即使血糖有了轻度增高，他们也会积极采取措施，使病情得以缓解。所以说，糖尿病虽然有遗传倾向，但又是可以预防的。

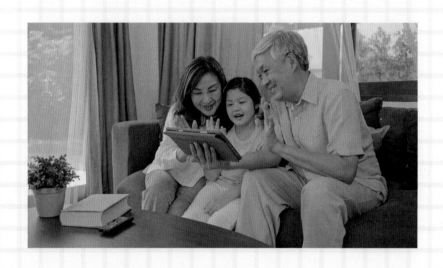

 适合中医治疗的最佳人群

1. 餐前的血糖值比较稳定，一般在10mmol/L以下。血糖值不稳定的糖尿病患者不适合采用以中医为主的治疗方式。

2. 容易有头晕、食欲不振、便秘、尿频、排尿无力、四肢麻木、腿脚抽筋等不适症状的人。

3. 服用西药会产生不良反应，希望减少西药使用剂量的患者，或已经使用西药治疗，但是血糖控制情况不理想的患者。

【中医视角】

【中医调治】

用针灸方法治疗糖尿病时，常用的取穴方法有：

1. 按经取穴：常用膈俞、肝俞、胃脘下俞、脾俞、胆俞、肾俞、胃俞。

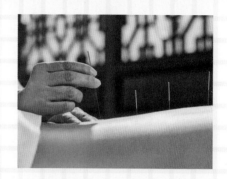

2. 辨证取穴：上消取肺俞、胃脘下俞、太渊、廉泉等穴，中消一般取脾俞、胃俞、内庭、胃脘下俞、三阴交等穴，下消取太溪、肾俞、然谷、胃脘下俞、行间等穴。如果口渴比较严重，加金津、玉液；善饥嘈杂，加中脘、足三里；头晕、视物模糊，加太阳、光明；阳虚畏寒者，一般加命门、关元。

实践证明，临床疗效与针灸的深浅有十分密切的关系，若病深针浅，其病不去；若病浅针深，而其病反益。所以，必须衡量病情和所选经穴部位，尽可能做到针刺深度恰到好处。

【应时而食】

清明节气期间，饮食以清补为主。清明正是冷空气与暖空气交替之际，日渐趋暖，所以天气一会儿阳光灿烂，一会儿阴雨绵绵，人体往往因为湿气侵入而觉得四肢麻木，在饮食调理中，除了要利水排湿外，还要适当养血舒筋。

此节气亦是多种慢性疾病易复发之时，因而有慢性病的人要忌食易发的食物。所谓"发物"，从中医角度上是指动风生痰、助火助邪之品，如海鱼、海虾、海蟹、竹笋、羊肉、公鸡等。可适当吃些凉性食物，因此"寒食节"也有一定的养生道理。

清明时节还应注重调养肝脏。调养肝脏有养肝和清肝之分，清明时节应该多食对肝脏有益的食物，滋补肝脏之不足或预防肝脏功能下降，这就是养肝。清明时，也可以通过常吃这些滋补品，像银耳，甘平无毒，能润肺生津，益阴柔肝，从而达到柔肝养肺的效果，这就是清肝。

【药膳厨房】

降糖茶

原料：枸杞子10克，怀山药9克，天花粉9克。

做法：将怀山药、天花粉研碎，连同枸杞子一起放入陶瓷器皿中，加水小火煮10分钟，去渣取汁即可饮用。

功效：具有滋补肝肾、益气生津、降低血糖、促进肝细胞新生的作用。适合糖尿病、肝肾功能欠佳等慢性病患者服用。

请记录

空腹血糖的监测结果

记录周期	血糖数值（mmol/L）					
1						
2						
3						
4						
5						
6						
7						
8						
9						
10						
11						
12						
13						
14						
15						

注：人体空腹血糖测试正常范围为3.9~6.1mmol/L

请记录
身体各项指标的测量结果

单位/指标	记录周期														
	1	2	3	4	5	6	7	8	9	10	11	12	13	14	15
请填写 **体 重 记 录**															
千克															
请填写 **腹 围 记 录**															
厘米															
请勾选 **饮 食 记 录**															
过饱															
正常															
不足															
请勾选 **运 动 记 录**															
过量															
正常															
不足															
请勾选 **情 绪 记 录**															
开心															
正常															
忧伤															

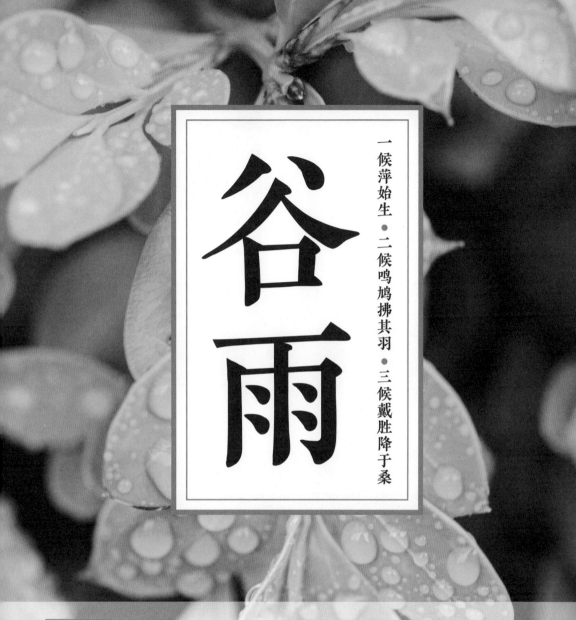

谷雨

一候萍始生 · 二候鸣鸠拂其羽 · 三候戴胜降于桑

萍始生　萍指浮萍，是生长在水田、湖泊中的绿色植物。谷雨时节雨水丰沛，水温上升，水中养分增多，浮萍随之大量生长，是谷雨节气指示之一。

鸣鸠拂其羽　鸠是斑鸠，这里指布谷鸟。拂其羽，指布谷鸟梳理羽毛像跳舞一样。谷雨时节，布谷鸟时而在树上鸣叫，时而梳理羽毛，提醒人们开始播种。

戴胜降于桑　戴胜指戴胜鸟，全身棕色，翅膀和尾巴是黑色，有白色横斑。头上有长羽冠，展开时像孔雀开屏，非常美丽。谷雨时节，戴胜鸟开始在桑树上活动。戴胜鸟象征着祥和、美满、快乐。

谷雨是二十四节气中第六个节气，也是春季最后一个节气，时间在每年公历4月19日或20日，太阳到达黄经30°时。谷雨源自古人

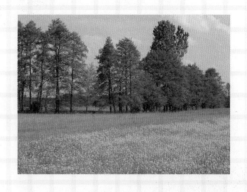

"雨生百谷"之说，同时也是播种移苗、掩瓜点豆的最佳时节。

《月令七十二候集解》："谷雨，三月中。自雨水后，土膏脉动，今又雨其谷于水也。"这时天气温和，雨水明显增多，对越冬作物的返青拔节和春播作物的播种出苗非常有利。

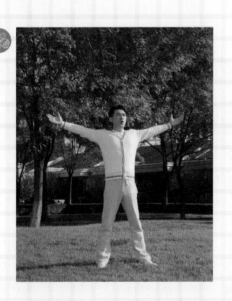

谷雨节气中雨水较多，有关节痛的人此时疼痛常常加重，生活起居中注意保暖防寒、锻炼身体。此时也是神经痛的高发期，如肋间神经痛、坐骨神经痛、三叉神经痛等，应做好防范工作。除了早睡早起、平心静气以养肝以外，可选择静中有动的运动如太极拳等，运动时不

易出汗太多，以免阳气外泄。

天气转温，室外活动增加，北方地区的桃花、杏花等开放，杨絮、柳絮四处飞扬，应注意防止过敏性鼻炎、过敏性哮喘等。

春季，肝木旺盛，脾衰弱，谷雨前后15天及清明的最后3天中，脾处于旺盛时期。脾的旺盛会使胃强健起来，从而使消化功能处于旺盛的状态，消化功能旺盛有利于营养的吸收，因此这时正是补身体的大好时机。

【疾病认知】

糖尿病的危害

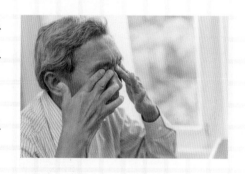

糖尿病的危害不在其疾病本身，而在于其急、慢性并发症。

糖尿病急性并发症有糖尿病酮症酸中毒、高血糖性非酮症高渗透性昏迷、乳酸中毒、低血糖昏迷等，这些往往是由于诊断不及时或治疗不当所致，如抢救不及时多有生命危险。

糖尿病治疗不当使得血糖长期处于较高状态，逐渐引起人体所有器官的损害，产生各种慢性并发症，如视网膜病变所致失明，糖尿病肾病导致的蛋白尿、尿毒症，糖尿病神经病变导致的四肢酸痛、感觉障碍、阳痿、排尿困难、上腹胀痛、反酸、恶心、呕吐、腹泻与便秘交替，糖尿病足引起下肢坏疽，糖尿病心血管病变易发生高血压、冠心病、脑卒中，有的糖尿病患者还因抵抗力下降而易合并肺结核和泌尿系感染，妊娠时易出现妊娠并发症及胎儿畸形，甚者胎儿病死率也较高。因此，糖尿病与肥胖、高血压、高脂血症构成影响健康的四大危险因素，糖尿病也成为仅次于心血管疾病、癌症的第三位致死疾病。

糖尿病的中医病因

中医认为，糖尿病的发生多因禀赋不足、脏腑虚损、气血失和，使水谷的运化、吸收和输布失常。而嗜食肥甘、贪恋醇酒、情志不遂、精神压力、起居失常、久坐少动等，这些都是糖尿病的诱发因素，以及使疾病加重的原因。

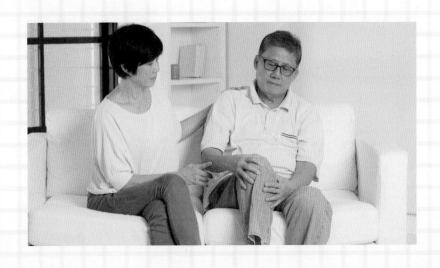

1. 禀赋不足：先天禀赋不足是引起消渴病的重要内在因素，特别是阴虚体质者，本身缺乏水分（阴虚），滋养濡润性的营养物质不足，火邪灼津，日久津伤气耗，产生干燥火热现象，发为消渴。

2. 情志失调：长期过度的精神刺激，如心情不舒畅，心气不顺等，郁怒伤肝，肝气郁结，以致郁久化火，火热内燔，消灼肺胃阴津而发为消渴。

3. 饮食不节：不加节制的进食，大鱼大肉，饮酒及食用含糖高的食品，致使脾胃运化失职，积热内蕴，化燥耗津，消谷耗液，发为消渴。

4. 劳欲过度：房事不节，疲劳过度，肾精亏损，虚火内生，则"火因水而愈烈，水因火烈而易干"，终至出现肾虚肺燥胃热，发为消渴。

针灸治疗糖尿病认知功能障碍常用穴位

1. 四神聪：在百会穴前、后、左、右各开1寸处，共有4穴。

2. 百会穴：位于人体的头部，头顶正中心，前发际上5寸，后发际上7寸，或者两耳角直上连线中点处。

3. 风池：在项部，枕骨之下，与风府相平，胸锁乳突肌上端与斜方肌上端之间的凹陷处。

【应时而食】

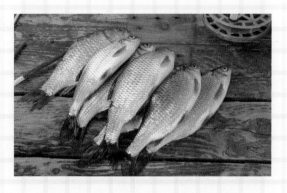

由于谷雨节气后降雨增多，空气中的湿度逐渐加大，饮食调理应针对其气候特点进行。春季风邪当令，风为阳邪，性走窜，易诱使一般宿疾复发，如高血压、哮喘等，故在饮食上要食用清淡养阳之品，忌食辛甘。可多吃冬瓜、扁豆、鸡蛋、鲫鱼、猪肉等健脾祛湿的食物。还可多食疏肝清热、益肺补肾之品，如薏苡仁、芝麻、花生、蒜薹、西红柿、木棉花等。谷雨前后正是食用香椿的最佳时节，新鲜的绿叶蔬菜如莴笋、豆苗、蒜苗、韭菜等也适宜当季食用。

【药膳厨房】

猪骨土茯苓汤

原料：猪脊骨500克，土茯苓30克。

做法：猪脊骨洗净，加适量水炖煮1～2小时，去猪骨、浮油，然后加入土茯苓，小火煮40分钟左右。去渣饮汤，每天2次。

功效：适用于糖尿病证属湿热中阻者。

空腹血糖的监测结果

记录周期	血糖数值（mmol/L）				
1					
2					
3					
4					
5					
6					
7					
8					
9					
10					
11					
12					
13					
14					
15					

注：人体空腹血糖测试正常范围为3.9～6.1mmol/L

请记录
身体各项指标的测量结果

单位/指标	记录周期														
	1	2	3	4	5	6	7	8	9	10	11	12	13	14	15
请填写 **体 重 记 录**															
千克															
请填写 **腹 围 记 录**															
厘米															
请勾选 **饮 食 记 录**															
过饱															
正常															
不足															
请勾选 **运 动 记 录**															
过量															
正常															
不足															
请勾选 **情 绪 记 录**															
开心															
正常															
忧伤															

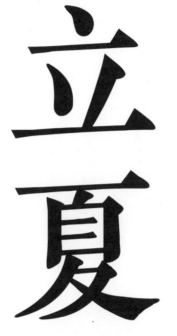

立夏

一候蝼蝈鸣 · 二候蚯蚓出 · 三候王瓜生

蝼蝈鸣 蝼蛄又名土狗子、蝲蝲蛄等，是一种杂食性昆虫，生活在泥土中。主要在夜间与清晨活动于地表下，吃新播的种子，咬食农作物根部。立夏后5日，可以听见蝼蛄在田间鸣叫（一说是蛙声），预示着夏天来临。

蚯蚓出 蚯蚓又名地龙，生活在潮湿、疏松的土壤中。蚯蚓可以入药、做饲料、疏松土壤。立夏后雨水增多，土壤湿度增大，蚯蚓会爬出土壤进行呼吸。

王瓜生 王瓜，葫芦科多年生草质藤本植物，果实、种子、根均可入药，具有清热、生津、化瘀等功效。立夏后10天，天气温暖，雨水充沛，王瓜开始迅速生长，六七月时结出椭圆形果实，成熟后呈红色。

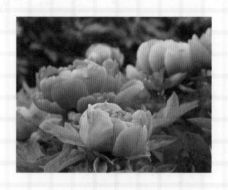

【节气概述】

立夏是农历二十四节气中的第七个节气，夏季的第一个节气，表示盛夏时节的正式开始，时间在每年公历5月5日或6日，太阳到达黄经45°时。斗指东南，维为立夏，万物至此皆长大，故名立夏也。

《月令七十二候集解》："立夏，四月节。立字解见春。夏，假也，物至此时皆假大也。"在天文学上，立夏表示即将告别春天，是夏天的开始。立夏之后气温明显升高，炎暑将临，雷雨增多，是农作物进入生长旺季的一个重要节气。

【节气养生】

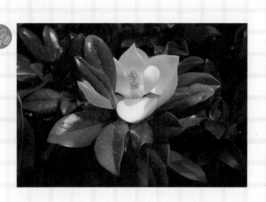

立夏之后，天气逐渐转热，在养生方面应坚持"春夏养阳"的原则。养阳重在养心，为安度酷暑做准备，使身体各脏腑功能正常，以达到"正气充足，邪不可干"的境界。

立夏以后，天气转热，传统中医认为，"暑易伤气""暑易入心"。此时人体气血更加外向，出汗开始增多，心跳逐渐加快，所以更要注意调养心脏，不能过度劳累。在起居方面应早睡早起，顺应自然。

立夏时节，要重视精神的调养，保持神清气和、心情愉快的状态，切忌大悲大喜，以免伤心、伤身、伤神。

【疾病认知】

糖尿病能否根治

有些糖尿病可以通过控制饮食、适当运动而使血糖达到正常范围，或通过一段时间的中药治疗，配合饮

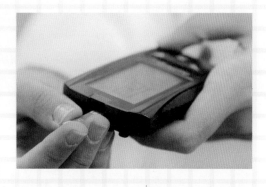

食、运动使血糖达到正常，实现不用长期服药，这样是否就是根治糖尿病了呢？当然不是。就目前的科学发展来看，糖尿病仍是无法根治的。上述血糖达到正常范围的情况确实存在，但前提是饮食和运动安排合理，并且这类患者的胰岛功能损伤较轻，症状也较轻。这时如果感冒、劳累等，都会使血糖升高，说明糖尿病并没有被"根治"。虽然目前尚无根治糖尿病的方法，但是通过科学的饮食控制、合理的运动锻炼以及必要的药物治疗，是能够把血糖控制在一个比较理想的水平的，糖尿病患者也可以拥有优质、幸福的生活。

【中医视角】

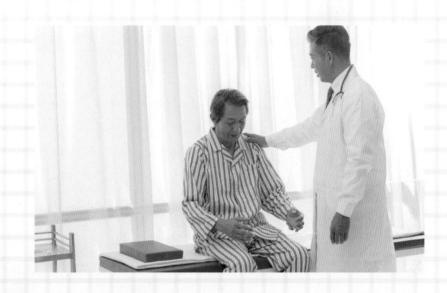

糖尿病的中医病机

糖尿病的病机主要在于阴津亏损，燥热偏胜，以阴虚为本，燥热为标，两者互为因果，阴愈虚则燥热愈盛，燥热愈盛则阴愈虚。糖尿病病变的脏腑主要在肺、脾、肾三脏，尤以肾最为关键。三脏之中虽有所偏重，但往往又互相影响，如肺燥津伤，津液失于输布，则脾不得濡养，肾精不得滋助；脾胃燥热偏盛，上可灼伤肺津，下可耗伤肾阴；肾阴不足则阴虚火旺，亦可上灼肺胃，终至肺燥胃热肾虚，故多饮、多尿、多食之"三多"症状常可互见。

糖尿病日久，易发生两种病变：一是阴损及阳，阴阳俱虚。消渴虽以阴虚为本，燥热为标，但由于阴阳互根，阳生阴长，若病程日久，阴损及阳，则致阴阳俱虚，其中以肾阳虚及脾阳虚较多见。二是病久入络，血脉瘀滞。消渴病是一种病及多个脏腑的疾病，影响气血的正常运行，且阴虚内热，耗津灼液，使血行不畅而致血脉瘀滞。

【中医调治】

针灸治疗糖尿病睡眠障碍常用穴位

1. 足三里：在小腿前外侧，犊鼻下3寸，距胫骨前缘一横指（中指），位于犊鼻与解溪连线上。

2. 三阴交：足太阴脾经穴位，位于小腿内侧，足内踝尖上三寸，胫骨内侧缘后方。

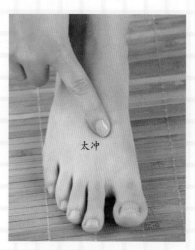

太冲

3. 太冲：位于足背侧，第一、二跖骨结合部之前凹陷处。

4. 风池：在项部，枕骨之下，与风府相平，胸锁乳突肌上端与斜方肌上端之间的凹陷处。

5. 内关：位于前臂掌侧，曲泽与大陵的连线上，腕横纹上2寸，掌长肌腱与桡侧腕屈肌腱之间。

6. 大陵：在腕掌横纹的中点处，掌长肌腱与桡侧腕屈肌腱之间。

7. 神门：位于腕部，腕掌侧横纹尺侧端，尺侧腕屈肌腱的桡侧凹陷处。

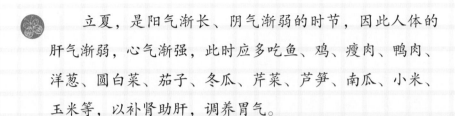

【应时而食】

立夏，是阳气渐长、阴气渐弱的时节，因此人体的肝气渐弱，心气渐强，此时应多吃鱼、鸡、瘦肉、鸭肉、洋葱、圆白菜、茄子、冬瓜、芹菜、芦笋、南瓜、小米、玉米等，以补肾助肝，调养胃气。

夏季因天气炎热而容易出汗，导致体内水分流失，消化系统功能降低，此时宜多吃稀食，如早晚餐吃粥，午餐喝汤，这样既能生津止渴、清凉解暑，又能补养身体。在煮粥时还可加入一些荷叶、绿豆等具有消解暑热、养胃清肠、生津止渴作用的食物。

夏季饮食要清淡。中医认为立夏后阳气上升，天气逐渐升温，如果此时人们还多吃油腻、易上火的食物，就会造成身体内外皆热。可多吃些清热利湿的食物，如苦瓜、西红柿、黄瓜、绿豆等具有较好的消暑作用。

【药膳厨房】

三丝萝卜羹

原料：胡萝卜、白萝卜、青萝卜各50克，木耳10克，鸡蛋1个，水淀粉8克，味精、盐各适量。

做法：三种萝卜去皮洗净切丝，木耳泡发洗净切碎，鸡蛋打入碗内搅匀，备用；净锅开火，放入清水，大火烧沸，下切好的三种萝卜丝和木耳；大火炖至萝卜丝熟，调入盐、味精、水淀粉勾芡后，淋入鸡蛋液拌匀即可。

功效：此羹含有丰富的维生素A，清淡适口，非常适合糖尿病人食用。

请记录
空腹血糖的监测结果

记录周期	血糖数值（mmol/L）				
1					
2					
3					
4					
5					
6					
7					
8					
9					
10					
11					
12					
13					
14					
15					

注：人体空腹血糖测试正常范围为3.9～6.1mmol/L

请记录

身体各项指标的测量结果

单位/指标	记录周期														
	1	2	3	4	5	6	7	8	9	10	11	12	13	14	15
请填写 体 重 记 录															
千克															
请填写 腹 围 记 录															
厘米															
请勾选 饮 食 记 录															
过饱															
正常															
不足															
请勾选 运 动 记 录															
过量															
正常															
不足															
请勾选 情 绪 记 录															
开心															
正常															
忧伤															

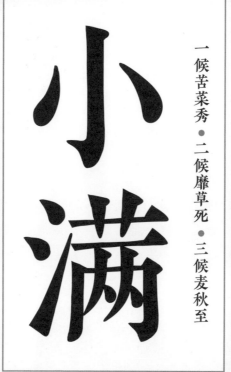

小满

一候苦菜秀 • 二候靡草死 • 三候麦秋至

苦菜秀 苦菜是中国人最早食用的野菜之一，《诗经》中已有记载，秀表示谷物抽穗开花。小满时节，漫山遍野的苦菜开着黄色小花，显示出夏天的朝气蓬勃。

靡草死 靡草指喜阴的绿色植物，枝条细小绵软。小满时阳光充足，气温较高，靡草被烈日灼伤而死。

麦秋至 "秋"字表示百谷成熟之时，而并非季节上的秋季。古人将谷物播种称为春，谷物收获称为秋，因此虽然还是夏季，却到了小麦成熟收获的季节。

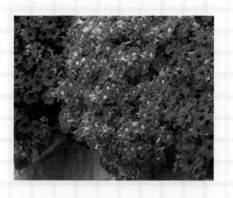

小满是二十四节气中的第八个节气，夏季的第二个节气。小满，其含义是夏熟作物的籽粒开始灌浆饱满，但还未成熟，只是小满，还未大满。每年公历5月20日或21日，太阳到达黄经60°时为小满。

《月令七十二候集解》："小满，四月中。小满者，物至于此小得盈满。"此时，虽已正式进入夏季，但雨量开始增多，降雨会导致气温下降。

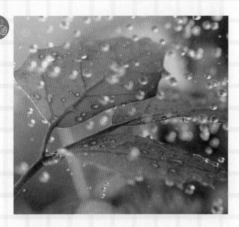

进入小满节气以后，雨水开始增多，故民间有俗语："小满小满，江满水满。"因此，小满节气的到来往往预示着夏季闷热潮湿天气即将来临，所以小满时节养生要注意防热防湿，尤其是南方地区，要改善居住环境，避免潮湿。

小满养生要坚持"未病先防"原则。小满时气温明显上升，雨量增多，所以在这一节气中，要注意气温变化，雨后要及时添加衣服，不要着凉受风而患感冒。而且天气多雨潮湿，若贪凉卧睡，必将引发风湿及风湿性皮肤病等。

小满时节，万物繁茂，生长最旺盛，我们人体也处于消耗最多的时节。天气渐趋炎热，人们最易感到心浮气躁，情绪波动也较大。这时可选择听一些舒缓放松的音乐、练练书法，晨起打太极拳等，以怡养性情。

【疾病认知】

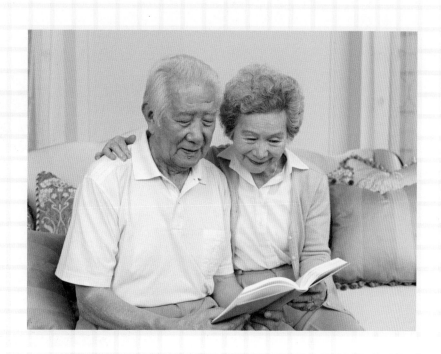

🌸 **糖尿病患者如何进行自我调护**

1. 多学点儿：多学点有关糖尿病的基本知识和防治方法。

2. 少吃点儿：适当减少热量摄取、戒烟限酒、均衡饮食、低盐、低脂、高纤维、维生素充足。

3. 勤动点儿：增加体力活动有利于避免肥胖、减轻胰岛素抵抗。

4. 保暖点儿：寒冷刺激易引发呼吸道等感染及脑出血、心肌梗死等严重并发症，所以应该要注意防寒保暖。

5. 放松点儿：保持平常心、劳逸结合。

6. 常查点儿：包括自查、体检，主要是进行眼底、心脏、肾脏神经系统及足部的检查，争取做到糖尿病并发症的早发现、早治疗。

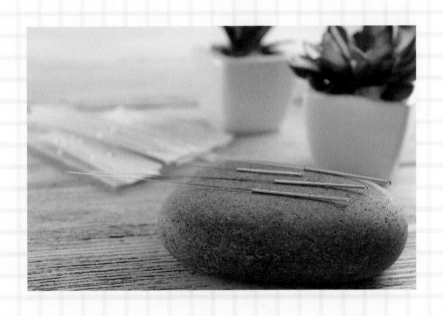

糖尿病三消辨证

三消辨证方法起源于宋代，盛行于明清，《太平圣惠方》曾有论述，刘完素的《三消论》则有系统论述。该辨证方法主要是根据多饮、多食、多尿三大主症临床表现的主次，分为上、中、下三消。

1. 上消：以烦渴引饮、口干舌燥为主要症状，伴有小便频数而量多，或大便秘结，舌边尖红，苔薄黄，脉洪数。

2. 中消：以多食善饥、形体消瘦为主要症状，伴口渴多饮，便秘溲频，舌质红或有裂纹，苔黄燥，脉滑数。

3. 下消：以小便频数，尿多如脂膏且有甜味为主要症状，伴有口干舌燥，五心烦热，无力，或饮一溲一，四肢不温，形瘦神疲，苔薄舌偏红，脉细数或沉细等。

【中医调治】

针灸治疗糖尿病肾病的常用穴位

1. 大椎：在后正中线上，第7颈椎棘突下凹陷中。

2. 肺俞：在背部，当第3胸椎棘突下，后正中线旁开1.5寸。

3. 鱼际：位于第1掌骨中点桡侧，赤白肉际处。

4. 合谷：在手背，第1、2掌骨间，第2掌骨桡侧的中点处。

5. 太渊：在腕掌侧横纹桡侧，桡动脉搏动处。

6. 金津：在口腔内，当舌系带左侧的静脉上。

7. 玉液：在口腔内，当舌系带右侧的静脉上。

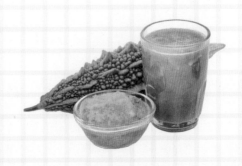

【应时而食】

小满节气饮食以清淡为主，清淡健胃，多吃苦味食物。

夏季蔬菜和水果相对较多，在保证清洁卫生的前提下，能生吃的尽量生吃。如果想增加食欲，可以适当吃点苦味食品，如苦菜。苦菜具有清热、凉血和解毒的功效。小满前后也正是吃苦菜的时节。《本草备要》指出："苦能泻热而坚肾，泻中有补也。"

适量进食苦瓜、玉米、山药冬瓜汤、红豆薏苡仁粥、绿豆粥等食物，既能清热祛湿、滋阴清热，还能健脾益肾、养血柔肝，能有效缓解夏季带来的温热烦躁。忌食肥甘滋腻、生湿助湿的食物，如动物脂肪、海鲜等。

【药膳厨房】

胡萝卜粳米粥

原料：新鲜胡萝卜150克，粳米150克。

做法：将新鲜胡萝卜洗净切碎，与粳米同煮粥，供早晚餐食用。

功效：用于糖尿病患者证属脾胃失调、湿浊内蕴者，特别是症见脘腹胀闷不适者。

请记录

空腹血糖的监测结果

记录周期	血糖数值（mmol/L）				
1					
2					
3					
4					
5					
6					
7					
8					
9					
10					
11					
12					
13					
14					
15					

注：人体空腹血糖测试正常范围为3.9～6.1mmol/L

请记录

身体各项指标的测量结果

单位/指标	记录周期														
	1	2	3	4	5	6	7	8	9	10	11	12	13	14	15
请填写 **体 重 记 录**															
千克															
请填写 **腹 围 记 录**															
厘米															
请勾选 **饮 食 记 录**															
过饱															
正常															
不足															
请勾选 **运 动 记 录**															
过量															
正常															
不足															
请勾选 **情 绪 记 录**															
开心															
正常															
忧伤															

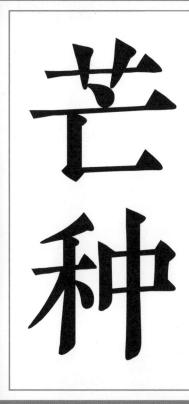

芒种

一候螳螂生 • 二候鵙始鸣 • 三候反舌无声

螳螂生 螳螂又称刀螂，是一种中大型肉食性昆虫，前肢发达呈镰刀状，用来捕食猎物。螳螂分布广泛，以昆虫为食，是很多农业害虫的天敌。一般于八九月产卵，第二年的芒种前后，气温、湿度满足条件后，孵化出幼虫。

鵙始鸣 鵙，古书中指伯劳鸟，常将捕食的猎物挂在带刺的树上，又称屠夫鸟。伯劳鸟生活在开阔的林地，生性凶猛，有"小猛禽"之称。芒种时节伯劳鸟开始繁殖，有危险时它们会大声鸣叫以保护后代。

反舌无声 反舌指反舌鸟，也称百舌鸟，鸣声甜美，能学各种鸟鸣叫。雄鸟全黑色，嘴橘黄色，眼圈略浅。雌鸟上体黑褐色，下体深褐色，嘴暗绿色至黑色。芒种时节，反舌鸟停止鸣叫。

芒种是二十四节气中的第九个节气，夏季的第三个节气，表示仲夏时节正式开始，时间在每年公历6月5日或6日，太阳到达黄经75°时。芒种字面的意思是"有芒的麦子快收，有芒的稻子可种"。

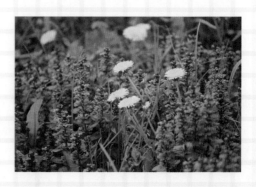

《月令七十二候集解》："芒种，五月节。谓有芒之种谷可稼种矣。"意指大麦、小麦等有芒作物种子已经成熟，抢收十分急迫。

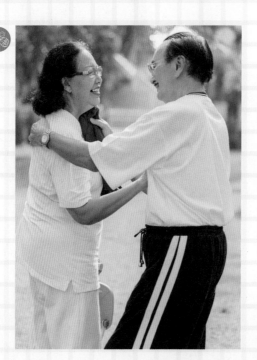

芒种时节，我国长江中、下游地区开始进入梅雨季节，持续阴雨，雨量增多，气温升高，空气非常潮湿，天气十分闷热，各种物品容易发霉，蛀虫开始滋生，极易传染疾病，应加以预防。在精神调养方面，应使自己保持

轻松愉快的心情，忌恼怒忧郁，这样可使气机得以宣畅，通泄得以自如。起居方面，要顺应昼长夜短的季节特点，晚睡早起，适当地接受阳光照射。中午最好能小憩一会儿，时间以30分钟至1个小时为宜，以解除疲劳，利于健康。

芒种过后，午时天热，人易汗出，衣衫要勤洗勤换。为避免中暑，要经常洗澡，"阳热"易于发泄。但须注意，在出汗时不要立即洗澡，中国有几句老话"汗出不见湿""汗出见湿，乃生痤痱"。

【疾病认知】

糖尿病诊断标准

正常情况下，血糖值在1天之中有轻度波动，但基本保持在相对稳定的范围内，变化不大。

1. 健康人的血糖值

空腹血糖值：3.9～6.1mmol/L，

餐后2小时血糖：＜7.8mmol/L。

2. 糖尿病诊断标准

空腹血糖值：≥7.0mmol/L，

一天中任意时间血糖值：≥11.1mmol/L，

口服葡萄糖耐量试验（OGTT）：餐后2小时血糖值≥11.1mmol/L。

3. 糖尿病患者的血糖值

让糖尿病患者的血糖水平达到正常人的血糖水平是

不太可能的，但是只要达到以下标准，就可以认为血糖控制良好，即：

空腹血糖值：4.4～8.0mmol/L，

餐后2小时血糖值：4.4～10.0mmol/L，

一天中任意时间血糖值：≤10.0mmol/L。

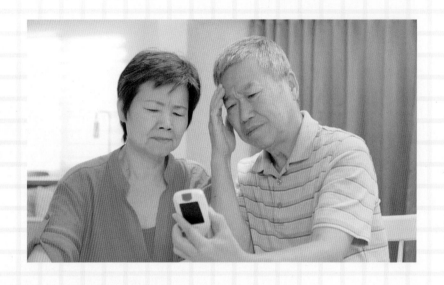

中医如何治疗糖尿病

中医理论中一般都从人体五脏六腑的整体观念出发，从而认识和治疗糖尿病。这种方法着重于调整失衡的脏腑生理功能，进而消除失眠、多梦、夜尿频繁、便秘、腹泻、疲倦、手脚麻木、抽筋、口渴、眼睛酸涩、全身酸痛等症状，使患者的血糖趋于稳定，进而提高生活质量。

中医治疗糖尿病强调标本兼治，采用清热泻火、补益脾肾等治疗方法，不仅仅要治疗具体的症状，更要找出致病原因，以辨证论治的方法消除病根。此外，中医治疗糖尿病也十分重视饮食疗法、运动锻炼，同时还会施用按摩、针灸、刮痧、拔罐等综合疗法，方法多、疗效佳，不易产生不良反应。

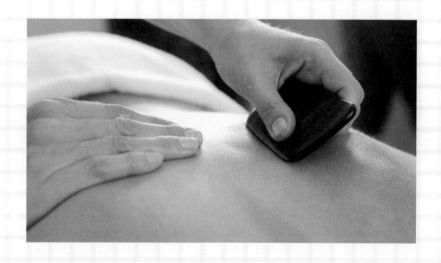

 针灸治疗糖尿病视网膜病变常用穴位

1. 承泣：在眶下缘上方，眼轮匝肌中。

2. 睛明：目内眦角稍上方凹陷处，目内眦0.1寸。

3. 球后：位于面部，当眶下缘外1/4与内3/4交界处。

4. 风池：在项部，当枕骨之下，与风府相平，胸锁乳突肌与斜方肌上端之间的凹陷处。

5. 太阳：在颞部，当眉梢与目外眦之间，向后的一横指的凹陷处。

6. 合谷：在手背，第1、2掌骨间，当第2掌骨桡侧的中点处。

【中医调治】

【应时而食】

芒种时节饮食调养方面，要保证饮食清淡，忌辛热。"药王"孙思邈提倡"常宜轻清甜淡之物，大小麦曲，粳米为佳"，又说"善养生者常须少食肉，多食饭"。在强调饮食清补的同时，告诫人们食勿过咸、过甜。在夏季人体新陈代谢旺盛，汗易外泄，耗气伤津之时，宜多吃能祛暑益气、生津止渴的食物。

老年人因机体功能减退，夏天消化液分泌减少，心脑血管会有不同程度地硬化，故饮食宜清补为主，辅以清暑解热、护胃益脾和具有降压、降脂功能的食品。

中医学认为，长夏的饮食要稍热一点儿，不要太寒凉，不要一次吃得太多，在次数上可稍多一些。在夏季适当吃点儿生姜对养生大有好处。多吃补血养心、健脾益气的食物，如小米、豆制品、胡萝卜、南瓜、西红柿、鲤鱼、牛肉、兔肉、鸽肉等。

【药膳厨房】

玉竹鸽子汤

原料：怀山药50克，玉竹50克，鸽子1只（约500克），盐3克。

做法：怀山药洗净，切片，玉竹洗净，鸽子宰杀后去毛、内脏，洗净，切小块，放入锅内。加水煎煮至鸽肉熟烂，加入盐即成。

功效：滋补肝肾，养阴固精。用于肝肾亏虚型糖尿病。

请记录
空腹血糖的监测结果

记录周期	血糖数值（mmol/L）				
1					
2					
3					
4					
5					
6					
7					
8					
9					
10					
11					
12					
13					
14					
15					

注：人体空腹血糖测试正常范围为3.9～6.1mmol/L

请记录
身体各项指标的测量结果

单位/指标	记录周期														
	1	2	3	4	5	6	7	8	9	10	11	12	13	14	15
请填写 **体 重 记 录**															
千克															
请填写 **腹 围 记 录**															
厘米															
请勾选 **饮 食 记 录**															
过饱															
正常															
不足															
请勾选 **运 动 记 录**															
过量															
正常															
不足															
请勾选 **情 绪 记 录**															
开心															
正常															
忧伤															

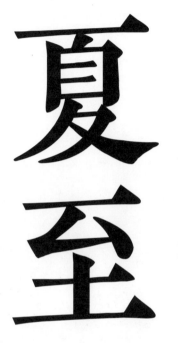

夏至

一候鹿角解 ● 二候蜩始鸣 ● 三候半夏生

鹿角解 解，有脱落的意思。夏至时节，鹿角会自然脱落。鹿角每年经历生长、死亡、脱落3个过程，其中生长过程长达三四个月。春天来临时，鹿的头顶长出凸起的骨质结构，交配期生长至最大，交配期结束后脱落。

蜩始鸣 蜩，即蝉、知了。夏至之后，蝉开始鸣叫。雄蝉腹部有一个发声器，能连续不断地发出响亮的声音，雌蝉腹部也有发声器，但不能发出声音。蝉的一生要经过卵、幼虫、成虫3个阶段，雌蝉在树上产卵，隔年经过太阳照射，卵孵化出幼虫钻入地下生活，成虫后回到树上生活。

半夏生 半夏是多年生草本植物，生长在溪边阴湿的草丛中或树下，地下部分的白色小块茎可入药，有良好的止咳祛痰作用，生食有毒。

夏至是二十四节气中的第十个节气，夏季的第四个节气，在每年公历6月21日或22日，太阳运行至黄经90°时。夏至这天，太阳直射地面的位置到达一年的最北端，几乎直射北回归线，此时，北半球的白昼达到全年最长。

《月令七十二候集解》："夏至，五月中。《韵会》曰：夏，假也，至，极也，万物于此皆假大而至极也。"夏至这天是白昼最长、太阳角度最高的一天，但并不是一年中天气最热的时候，这个节气只是标志着夏季的到来。

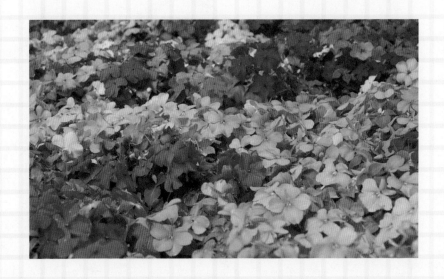

从中医理论讲，夏至是阳气最旺的时节，养生要顺应夏季阳盛于外的特点，注意保护阳气。还要神清气和，快乐欢畅，心胸宽阔，精神饱满。夏季炎热，宜晚睡早起，以顺应自然界阳盛阴衰的变化。合理安排午休时间，一为避免炎热之势，二可消除疲劳之感。

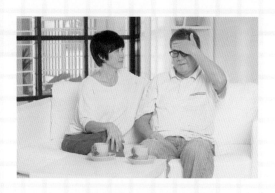

适当地运动也是夏季养生必不可少的，但是要注意在清晨或傍晚天气较凉爽时在河湖水边、公园庭院等空气新鲜的地方进行运动，有条件的人可以到森林、海滨地区去疗养、度假。

夏至时节正是江淮一带的梅雨季节，空气十分潮湿，冷、暖空气团在此交汇，容易形成阴雨连绵的天气。在这样的天气下，器物发霉，人体也觉得不舒适，一些蚊虫迅速繁殖，一些肠道病菌也很容易繁殖。这时要注意饮用水的洁净，尽量不吃生冷的食物，以防止传染病的发生和传播。

【疾病认知】

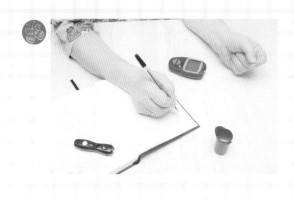

如何查血糖

每天只查一次血糖并不能反映患者一天的血糖水平，应该选择具有代表性的时间点来监测血糖，这样才能更好地监测全天的血糖情况。

1. 空腹血糖：早晨6~8点抽血检测。这时检测主要反映患者自身胰岛β细胞在没有糖负荷的情况下分泌胰岛素的基础水平，以及前一天晚上所用药物对整个晚上血糖的控制情况。如果空腹血糖值大于11.1mmol/L，说明患者的胰岛素分泌功能较差。

2. 餐前血糖：在中餐或晚餐前抽血检测，检测值可以作为治疗中对病情和药物剂量调整的依据。

3. 餐后2小时血糖：从进食开始计算，2小时后采血检测，主要反映进餐后分泌胰岛素的能力，以及饮食结合药物治疗的综合效果。

4. 睡前血糖：睡觉前采血检测，是为了指导夜间用药剂量，避免夜间出现低血糖。

5. 凌晨3点血糖：在凌晨3点钟采血检测，主要是排除夜间有没有低血糖的发生，多用于监测晚餐后血糖较低而空腹血糖较高的病人。

6. 随机血糖：在一天中任何时候都可以采血检测，当怀疑自己出现低血糖或高血糖时，就可随时检测。

糖尿病辨证分型

根据糖尿病发病机制和临床表现的不同，中医学通常将其分为肺热津伤、胃热炽盛、阴阳两虚、肾阴亏虚4种证型。需要说明的是，由于糖尿病病机复杂，病情多变，因此在一个证型中又会出现许多变化，临证时应时刻

【中医视角】

注意病情的变化。

1. 肺热津伤：口渴多饮，口干舌燥，尿频量多，烦热多汗，舌边尖红，苔薄黄，脉洪数。

2. 胃热炽盛：多食易饥，口渴，尿多，形体消瘦，大便干燥，苔黄，脉滑实有力。

3. 阴阳两虚：口渴引饮，多食与便溏并见，小便频数，混浊如脂膏，甚至饮一溲一，面色黧黑，耳轮焦干，腰膝酸软，形寒肢冷，舌苔薄白，脉沉细无力。

4. 肾阴亏虚：尿频量多，混浊如脂膏，或尿甜，腰膝酸软，乏力，头晕耳鸣，口干唇燥，皮肤干燥、瘙痒，舌红苔少，脉沉细数。

【中医调治】

 针灸治疗糖尿病周围神经病变常用穴位

1. 气海：位于腹正中线脐下1.5寸。

2. 关元：位于脐下3寸。

3. 太冲：位于足背侧，第一、二跖骨结合前凹陷处。

4. 悬钟：小腿外侧部，外踝尖上3寸，腓骨前缘。

5. 昆仑：位于外踝后方，当外踝尖与跟腱之间的凹陷处。

6. 三阴交：足内踝上三寸，胫骨的后缘。

7. 足三里：在小腿前外侧，犊鼻下3寸，距胫骨前缘一横指（中指）。

【应时而食】

夏季阳气盛于外。夏至过后，阳极阴生，阴气居于内，所以在夏至后，饮食要以清泄暑热、增进食欲为目的，因此要多吃苦味食物，宜清补。可经常吃些莜麦菜、莴笋、芹菜、苦瓜等苦味菜，能起到解热祛暑、消除疲劳等作用。夏季出汗多，盐分损失也多，所以中医认为此时宜多食酸味以固表，多食咸味以补心。

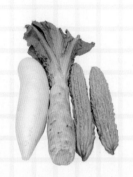

从阴阳学角度看，夏季体外越热，体内越冷，因此饮食不可过寒。故饮用冷食宜少不宜多，贪多定会伤及脾胃，令人吐泻。西瓜、绿豆汤、乌梅汤、赤小豆汤等，虽为解渴消暑的佳品，但不宜冰镇食之。

【药膳厨房】

枸杞子大白菜

原料：大白菜500克，枸杞子20克，盐5克，味精3克，水淀粉15克，素上汤、植物油各适量。

做法：将大白菜洗净切开，枸杞子放入清水中浸泡后洗净。锅内倒入素上汤煮开，放入大白菜煮至软，捞出放入盘中。汤中放入枸杞子，加入盐、味精调味，用水淀粉勾芡，淋入少许植物油，浇在大白菜上即成。

功效：大白菜能延缓机体对葡萄糖的吸收，能够平稳降糖。

请记录
空腹血糖的监测结果

记录周期	血糖数值（mmol/L）				
1					
2					
3					
4					
5					
6					
7					
8					
9					
10					
11					
12					
13					
14					
15					

注：人体空腹血糖测试正常范围为3.9～6.1mmol/L

请记录

身体各项指标的测量结果

单位/指标	记录周期														
	1	2	3	4	5	6	7	8	9	10	11	12	13	14	15
请填写　体 重 记 录															
千克															
请填写　腹 围 记 录															
厘米															
请勾选　饮 食 记 录															
过饱															
正常															
不足															
请勾选　运 动 记 录															
过量															
正常															
不足															
请勾选　情 绪 记 录															
开心															
正常															
忧伤															

小暑

一候温风至 · 二候蟋蟀居宇 · 三候鹰始鸷

温风至 温风，即热风。小暑时节，几乎不再有凉风，所到之处都是热风，预示着最炎热的夏日即将来临。

蟋蟀居宇 "七月在野，八月在宇，九月在户，十月蟋蟀入我床下。"（出自《诗经·七月》）其中，八月指农历六月，即小暑时节，宇有屋檐的意思。蟋蟀因受不了田野的热气，躲到屋檐或院子的角落避暑。

鹰始鸷 鸷，有凶猛、凶狠的意思。小暑时候，鹰受不了地面热气，飞到天空中避暑。另一种说法是，鹰从小暑开始教导小鹰捕食。

【节气概述】

小暑是二十四节气中的第十一个节气，夏季的第五个节气，标志着季夏时节的正式开始。每年7月7日或8日，太阳到达黄经105°时为小暑。暑，表示炎热的意思，小暑为小热，还不十分热。意指天气开始炎热，但还没到最热，全国大部分地区基本符合。

《月令七十二候集解》："小暑，六月节……暑，热也，就热之中分为大小，月初为小，月中为大，今则热气犹小也。"暑，表示炎热的意思，小暑过后就是一年中最热的大暑，民间有"小暑大暑，上蒸下煮"之说。小暑正是民间繁忙的时候，此时我国大部分地区也都在忙于夏秋作物的田间管理。

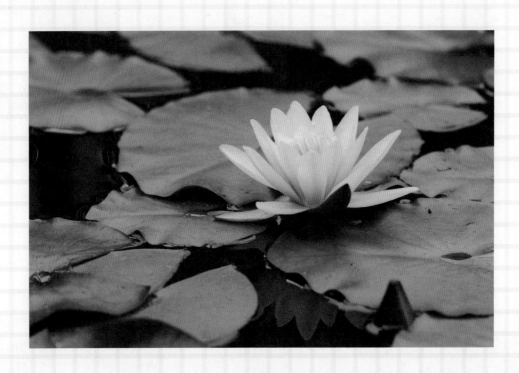

【节气养生】

小暑是人体阳气最旺盛的时节，人们在工作劳动时，要注意劳逸结合，保护人体的阳气。在炎热的气候条件下，由于出汗多，消耗大，再加之劳累，人们更不能忽略对身体的养护。

时当小暑之季，气候炎热，人易感心烦不安，疲倦乏力，在自我养护和锻炼时，应按夏季为心所主而顾护心阳的原则，宜平心静气，确保心脏功能的旺盛，以符合"春夏养阳"之原则。中医养生主张一个"平"字，即在任何情况下不可有过激之处，故夏季养生重点突出"心静"，心静自然凉。

【疾病认知】

治疗糖尿病的五大方法

1. 饮食控制：控制总热量，要求进食低脂肪、高碳水化合物、适量蛋白质、高纤维素的食物。

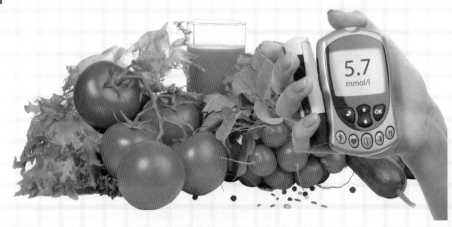

2. 运动疗法：年轻、身体条件较好的患者可以选择中等强度的运动，老年人或有心血管并发症等身体情况不良的患者可选择低强度的运动。

3. 药物疗法：选择适合自己病情的降糖药是能否控制血糖的关键。要根据患者糖尿病的类型、胰岛素抵抗程度及体型胖瘦合理选择用药，并且严格控制用药的时间和剂量。

4. 心理疗法：对患者进行健康教育和心理治疗，让患者了解糖尿病，了解如何对待和处理糖尿病。

5. 监测血糖：定期监测血糖值变化，保证血糖值在相对稳定的范围内，这是控制病情、减少并发症的关键。

肺热津伤型糖尿病用药

1. 治法：以清热润肺、生津止渴为主。

2. 方药：可选用《丹溪心法》中的消渴方。

3. 组成：生地黄、天花粉各18克，黄连、荷梗（藕秆）各10克，沙参、麦冬各15克，藕汁、姜汁、蜂蜜各适量。

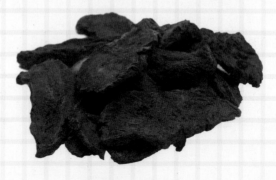

4. 用法：每日1剂，用水煎服。

5. 加减：患者若因肺热津伤而致气阴两亏则可选用具有益气养阴、生津止渴功效的玉泉丸。其方药组成是：人参10克，黄芪25克，天花粉、葛根、麦冬、茯苓各15克，炙甘草6克；患者若肺热炽盛则可选用具有清热泻火、益气生津功效的白虎汤加人参汤（可加减）。其方药组成是：石膏30克，知母9克，粳米15克，炙甘草3克，人参、黄连各6克。

【中医调治】

针灸治疗糖尿病足常用穴位

1. 关元：在下腹部，前正中线上，当脐中下3寸。

2. 阳陵泉：在小腿外侧，腓骨小头前下方凹陷处。

3. 阴陵泉：在小腿内侧，胫骨内侧髁下缘与胫骨内侧缘之间的凹陷中，在胫骨后缘与腓肠肌之间，比目鱼肌起点上。

4. 悬钟：在小腿外侧，外踝尖上3寸，腓骨前缘。

5. 太溪：在足踝区，内踝尖与跟腱之间的凹陷处。

【应时而食】

"热在三伏"，此时正是进入伏天的开始。"伏"即伏藏的意思，所以人们应当少外出以避暑气。民间度过伏天的办法，就是吃清凉消暑的食品。这种吃法便是为了使身体多出汗，排出体内的各种毒素。天气热的时候要喝粥，用荷叶、土茯苓、扁豆、薏苡仁、猪苓、泽泻、木棉花等煲成的消暑汤或粥，非常适合此节气食用。

由于人们在夏天出汗较多，致使体内会损失一部分水分、盐分及一定量的钾元素，会使人体倦怠无力。为防止缺钾，在日常膳食中可多食大豆、紫菜、芹菜、毛豆等含钾丰富的食物。

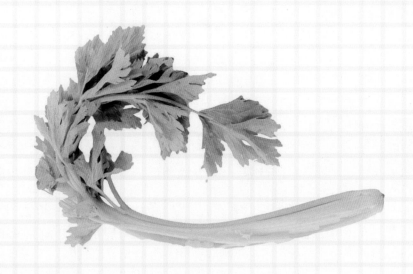

【药膳厨房】

黄芪山药薏苡仁粥

原料：黄芪30克，淮山药60克，薏苡仁30克。

做法：将上述食材放进砂锅内，加水煮成粥，每天2次。

功效：适用于各型糖尿病，尤适于消渴、口渴善饥、乏力等脾胃虚弱为主的症状。

请记录

空腹血糖的监测结果

记录周期	血糖数值（mmol/L）				
1					
2					
3					
4					
5					
6					
7					
8					
9					
10					
11					
12					
13					
14					
15					

注：人体空腹血糖测试正常范围为3.9～6.1mmol/L

身体各项指标的测量结果

单位/指标	记录周期														
	1	2	3	4	5	6	7	8	9	10	11	12	13	14	15
请填写 **体 重 记 录**															
千克															
请填写 **腹 围 记 录**															
厘米															
请勾选 **饮 食 记 录**															
过饱															
正常															
不足															
请勾选 **运 动 记 录**															
过量															
正常															
不足															
请勾选 **情 绪 记 录**															
开心															
正常															
忧伤															

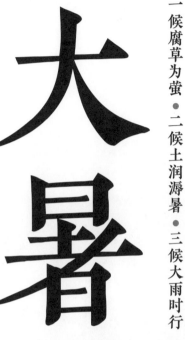

大暑

一候腐草为萤 • 二候土润溽暑 • 三候大雨时行

腐草为萤 "季夏三月，腐草为萤"，古人认为大暑之后，腐败的枯草会化为萤火虫。其实是萤火虫将卵产在了枯枝落叶中，大暑时节孵化后，就仿佛是枯草变成了萤火虫。

土润溽暑 溽暑，即潮湿而闷热。大暑时土壤湿润，空气闷热且湿度很高，人们常常感觉不适，是一年中最热最难熬的时节。

大雨时行 大暑节气快要结束时，常有大的雷雨出现，雨势大但持续时间不长。大雨使暑湿减弱，天气渐渐向秋天过渡。

大暑是二十四节气中的第十二个节气，夏季的最后一个节气，时间在每年7月22日或23日，此时太阳位于黄经120°。

《月令七十二候集解》："大暑，六月中……暑，热也，就热之中分为大小，月初为小，月中为大，今则热气犹大也。"这时正值"中伏"前后，是一年中最热的时期，这时气温最高，农作物生长最快。

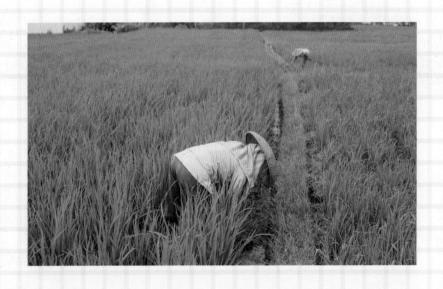

大暑是全年温度最高，阳气最盛的时节，在养生保健中常有"冬病夏治"的说法，故对于那些每逢冬季发作的慢性疾病的患者，应在夏季养生中尤其细心调养，重点防治。养生专家提醒，中年人在盛夏高温中健身要避免体力消耗过大的运动项目，对于年轻人而言，游泳是夏天锻

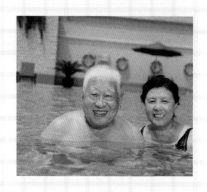

炼身体的首选运动项目。但游泳的时间还是有讲究的，最好选在早上或晚上，且不宜在饭后1小时内进行，游泳前还必须做好充分的准备，以避免抽筋和感冒。

　　大暑之后，气温上升，湿热交蒸，因此要做好防暑降温工作，外出应避开烈日，适当补充水分。

【疾病认知】

降糖药的种类及代表药物

1. 磺酰脲类

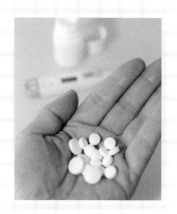

本类药物能刺激胰岛 β 细胞分泌胰岛素，适用于胰岛 β 细胞还有潜在分泌胰岛素能力的2型糖尿病患者。常见降糖药有格列齐特、格列喹酮、格列苯脲等。餐前20～30分钟服用。

2. 双胍类

本类药物可减少葡萄糖的来源，增强身体对葡萄糖的摄取和利用，增强胰岛素敏感性，抑制胰高血糖素的释放。适用于糖尿病肥胖者、2型糖尿病患者，常见降糖药为二甲双胍。

3. 非磺酰脲类

本类药物刺激胰岛 β 细胞分泌胰岛素，降糖作用较快。适用于体重不胖、有能力分泌胰岛素的患者。常见降糖药有瑞格列奈、那格列奈。这类药物应在就餐时与第一口饭同时嚼服。

4. α-葡萄糖苷酶抑制剂

本类药物通过抑制肠黏膜上的 α-葡萄糖苷酶，减少肠道内葡萄糖的吸收，降低餐后血糖。适用于以餐后血糖升高为主的2型糖尿病，常见药物有阿卡波糖、米格列醇、伏格列波糖等。这类药物应在就餐时与第一口饭同时嚼服。

5. 噻唑烷二酮类

本类药物能增强机体对胰岛素的敏感性，改善胰岛素抵抗。适用于伴有明显胰岛素抵抗的2型糖尿病患者。常见降糖药有吡格列酮、罗格列酮。

 胃热炽盛型糖尿病用药

1. 治法：以清胃泻火、养阴增液为主。

2. 选方：选用《景岳全书》中的玉女煎化裁。

3. 组成：石膏30克，熟地黄20克，麦冬、牛膝各10克，知母、黄连、山栀子各6克。

4. 用法：每日1剂，水煎服。

5. 加减：患者若大便燥结严重可加玄参10克，大黄

6克（后下）；若因脾胃虚弱、津亏内热而致口渴多饮、呕吐、便溏，或食少、精神不振、四肢乏力、舌淡苔白而干、脉弱，可选用具有健脾益气、和胃生津功效的七味白术散，其方药组成是：人参10克，白术、藿香、茯苓、葛根各15克，木香、6克，甘草3克。

【中医调治】

穴位敷贴法治疗糖尿病

配方一：

1.组成：麦冬、生地黄、葛根、知母、黄芩、藕汁各适量。

2.用法：上述前5味药研末后用藕汁调和均匀，贴于肺俞穴、胃脘下俞穴、神阙穴上，每日1次，10日为1疗程。

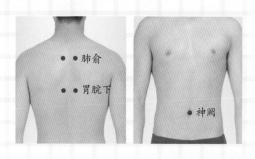

3.适应证：消渴病之上消。

配方二：

1.组成：山药、山茱萸、茯苓各15克，熟地黄30克，枸杞子10克，醋适量。

2.用法：以上药物研末，醋调均匀后贴敷于神阙穴，外用胶布固定，每日1次，10日为1疗程。

3.适应证：消渴病之下消。

【应时而食】

大暑时节，阳热下降，水汽上腾，湿气充斥，故感受湿邪者较多，饮食调理以清热解暑为宜，应多吃防暑湿、益气养阴的食物。可用开水浸泡陈皮10克（鲜品加倍）代茶饮。大暑天气酷热，出汗较多，容易耗气伤阴，因此，除了要及时补充水分外，还应常吃一些益气养阴的食品以增强体质，使湿热之邪无机可乘。但所选食物一定要清淡，不可过于滋腻，否则极易伤胃，导致消化不良。如山药、大枣、鸡蛋、莲藕、木耳等，都是夏日进补的佳品。

大暑期间，可多吃丝瓜、西蓝花和茄子等当季蔬菜。南瓜富含维生素、蛋白质和多种氨基酸，脂肪含量很低，多吃有助于降低血糖和血脂。

【药膳厨房】

苦瓜炒肉丝

原料：苦瓜250克，猪瘦肉150克，蒜5瓣，料酒、酱油、盐、味精、白糖、水淀粉、植物油各适量。

做法：先将苦瓜洗净去蒂，去籽，切成丝，装入碗内放入少许盐拌匀；再将蒜瓣捣成泥；将猪肉切成丝，装入碗内加入盐、水淀粉抓匀；炒锅烧热后，放入植物油，依次放入猪肉丝、蒜泥、料酒，翻炒几下，再放入苦瓜丝、盐、酱油、白糖、味精，翻炒几下，装盘即可。

功效：具有清热泻火、除烦止渴的作用，适用于糖尿病烦躁不安者。

请记录
空腹血糖的监测结果

记录周期	血糖数值（mmol/L）					
1						
2						
3						
4						
5						
6						
7						
8						
9						
10						
11						
12						
13						
14						
15						

注：人体空腹血糖测试正常范围为3.9～6.1mmol/L

请记录
身体各项指标的测量结果

单位/指标	记录周期														
	1	2	3	4	5	6	7	8	9	10	11	12	13	14	15
请填写 **体重记录**															
千克															
请填写 **腹围记录**															
厘米															
请勾选 **饮食记录**															
过饱															
正常															
不足															
请勾选 **运动记录**															
过量															
正常															
不足															
请勾选 **情绪记录**															
开心															
正常															
忧伤															

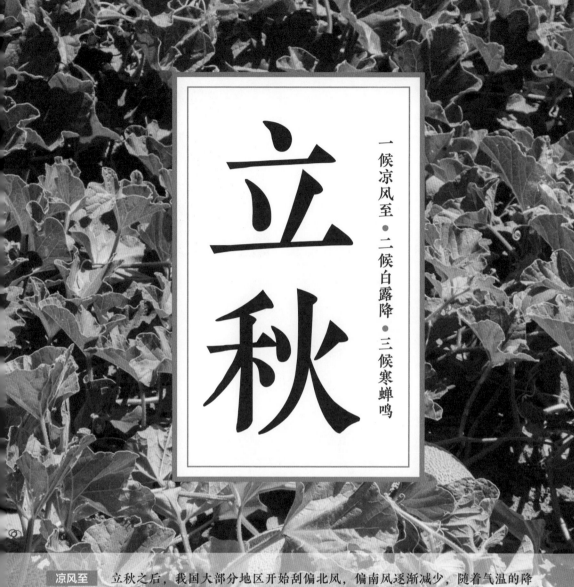

立秋

一候凉风至 · 二候白露降 · 三候寒蝉鸣

凉风至 立秋之后，我国大部分地区开始刮偏北风，偏南风逐渐减少，随着气温的降低，此时的风给人们带来丝丝凉意，已不是酷暑时的热风。

白露降 古人认为立秋后，湿气凝结为露，而秋属金，金在五行中对应白色，故称为"白露"。现代科学表明，立秋后天气逐渐转凉，昼夜温差较大，夜晚空气中的水汽遇冷凝结成水珠，密集地附着在花草树木上。

寒蝉鸣 寒蝉，即秋天的知了。立秋后，知了感知到气温凉爽、光照适宜，于是开始鸣叫求偶。雄蝉通过振动腹部的发声器来鸣叫，吸引雌蝉进行交配。

立秋，是二十四节气中的第十三个节气，是秋季的第一个节气，时间在每年公历8月7日或8日，太阳到达黄经135°时。"秋"就是指暑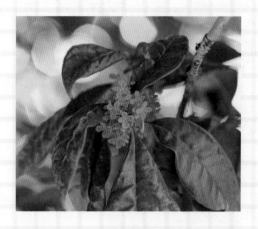去凉来，意味着秋天的开始。从这一天起，秋高气爽，月朗风清。此后，虽然仍有"秋老虎"的余威，但总的趋势是气温由最热逐渐下降。

《月令七十二候集解》："立秋，七月节，立字解见春。秋，揪也，物于此而揪敛也。"立秋不仅预示着炎热的夏天即将过去，秋天即将来临，也表示收获的季节即将来临。

立秋是由热转凉的交接节气，也是阳气渐收，阴气渐长，由阳盛逐渐转变为阴盛的时期，因此秋季养生，凡精神情志、饮食起居、运动锻炼皆以养收为原则。

秋属金，金主肺，肺气虚则机体对不良刺激的耐受性下降，情绪比较容易低落。因此，秋天要特别注意情绪调适，做到内心宁静、心情舒畅，遇到伤感之事应主动排解，切莫积郁成疾。

立秋之后在起居方面最好做到早睡早起，待天气更凉爽后建议加强体育锻炼，有助于气血运行、疏导肺气。

适合儿童服用的降糖药

由于少年儿童还处于成长阶段，因此选择的药品必须对生长发育无影响，目前经过大规模临床验证，只有盐酸二甲双胍和胰岛素安全性较高，使用时药量应根据孩子的体重减量使用。儿童糖尿病的治疗策略与成人患者基本相同。对于1型糖尿病，必须用胰岛素治疗，来弥补患者自身分泌的不足。对于2型糖尿病，首先控制饮食，加强运动，如血糖控制不好则口服盐酸二甲双胍，再控制不好则需使用胰岛素治疗。

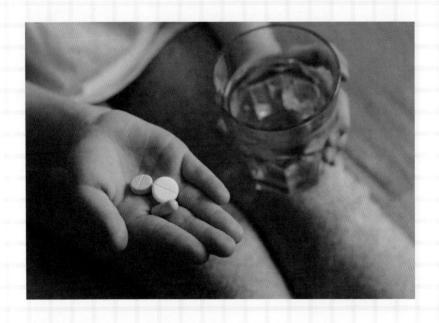

阴阳两虚型糖尿病

1. 治法：以温阳滋阴、补肾固涩为主。

2. 选方：可选用《金匮要略》中的肾气丸。

3. 组成：附子（先下）、桂枝各3克，熟地黄24克，山茱萸、怀山药各12克，丹皮、泽泻、茯苓各9克。

4. 用法：每日1剂，水煎服。

5. 加减：患者若畏寒肢冷较甚，可加鹿茸粉0.5克（冲服），若尿过频、量过多，可加覆盆子、金樱子、桑螵蛸各10克。

 艾灸穴位治疗糖尿病

艾灸是一种使用燃烧后的艾条悬灸人体穴位的中医疗法。它有温阳补气、温经通络、消瘀散结、补中益气的作用。艾灸疗法治疗糖尿病的具体操作如下。

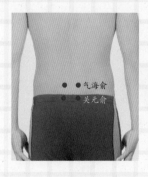
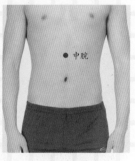

1. 穴位：

（1）气海、关元、中脘、足三里；

（2）身柱、肾俞、脾俞、脊中；

（3）大椎、华盖、梁门、肝俞；

（4）行间、中极、肺俞、膈俞。

2. 操作步骤：每次用1组穴位，轮换使用。将生姜切成0.3厘米厚姜片，放在穴位上，然后置艾绒点燃，每穴3～5壮，每天2次。

【应时而食】

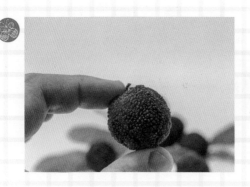

入秋后天气干燥，靠近夏天属"温燥"、靠近冬天属"凉燥"。因此，立秋宜食滋阴润燥、柔润食物，忌食煎炸类等过燥食品，也应少吃刺激性强、辛辣等食品。因酸味收敛肺气，辛味发散泻肺，秋天宜收不宜散，所以要尽量少吃葱、姜等辛味之品，适当多食酸味果蔬。

立秋虽然标志着秋季的开始，但立秋后的一段时间内气温通常还是较高，空气的湿度也还很大，人们会有闷热潮湿的感觉。再加上人们在夏季常常因为苦夏或过食冷饮，多有脾胃功能减弱的现象，此时如果大量进食补品，特别是过于滋腻的养阴之品，会进一步加重脾胃负担，使长期处于"虚弱"的胃肠不能一下子承受，导致消化功能紊乱。因此，初秋进补宜清补而不宜过于滋腻。

立秋后，绿豆加百合的吃法可以暂且"歇歇"。绿豆和百合都是寒性食物，酷暑时喝绿豆百合汤尚可，但立秋之后，对于脾胃虚寒者来说，两者结合就"太凉"了，不妨将绿豆与薏苡仁组合。脾胃虚寒的人勿吃冰镇西瓜，切莫过于贪"凉"。

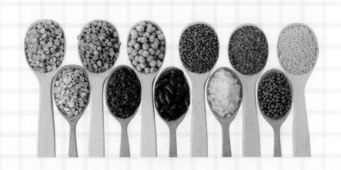

【药膳厨房】

芡实炖老鸭

原料：芡实120克，老鸭1只，料酒、盐、味精，酱油、葱段、姜片、胡椒粉各适量。

做法：将老鸭宰杀，去毛和内脏，洗净后将芡实装入鸭腹，放入锅内加入适量水煮至沸，撇去浮沫，加入料酒、盐、味精、酱油、葱、姜，改为小火炖至鸭肉熟烂，撒入胡椒粉，出锅即成。

功效：具有滋阴养胃、健脾利水、固肾涩精的功效。民间常用以治疗糖尿病、骨蒸劳热、脾虚水肿、肾虚遗精等病症。还适用于食欲缺乏、消化不良、带下泄泻、营养不良等病症。

空腹血糖的监测结果

记录周期	血糖数值（mmol/L）				
1					
2					
3					
4					
5					
6					
7					
8					
9					
10					
11					
12					
13					
14					
15					

注：人体空腹血糖测试正常范围为3.9～6.1mmol/L

请记录

身体各项指标的测量结果

单位/指标	记录周期														
	1	2	3	4	5	6	7	8	9	10	11	12	13	14	15
请填写 体 重 记 录															
千克															
请填写 腹 围 记 录															
厘米															
请勾选 饮 食 记 录															
过饱															
正常															
不足															
请勾选 运 动 记 录															
过量															
正常															
不足															
请勾选 情 绪 记 录															
开心															
正常															
忧伤															

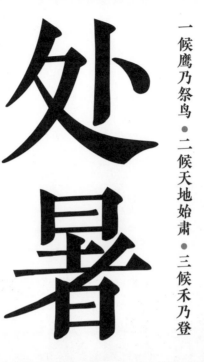

处暑

一候鹰乃祭鸟 ● 二候天地始肃 ● 三候禾乃登

鹰乃祭鸟 祭鸟，即将鸟像祭品一样摆放。处暑时节可供鹰捕食的鸟类数量很多，鹰捕捉到鸟类后并不立刻食用，而是摆放在地上，如同祭祀一般。

天地始肃 肃有萎缩、凋零的意思。处暑之后，天气逐渐变冷，万物开始凋零，天地间充满肃杀之气。古时有"秋决"的说法，即顺应天地肃杀之气而行刑。

禾乃登 禾是黍、稷、稻等农作物的总称，登是成熟的意思。处暑时节，水稻、小麦、高粱等农作物相继成熟，进入收获的季节，田间一片繁忙的景象，家家户户洋溢着丰收的喜悦。

处暑是二十四节气之中的第十四个节气，秋季的第二个节气，时间在每年公历8月22日、23日或24日，此时太阳到达黄经150°。处暑，即为"出暑"，是炎热离开的意思。

《月令七十二候集解》："处暑，七月中，处，止也，暑气至此而止矣。"有俗语说"争秋夺暑"，是指在立秋和处暑之间，虽然秋季在气象意义上已经来临，但夏天的暑气仍然未减。而处暑之后，暑气方才终止，我国大部分地区气温逐渐下降，雨量减少。

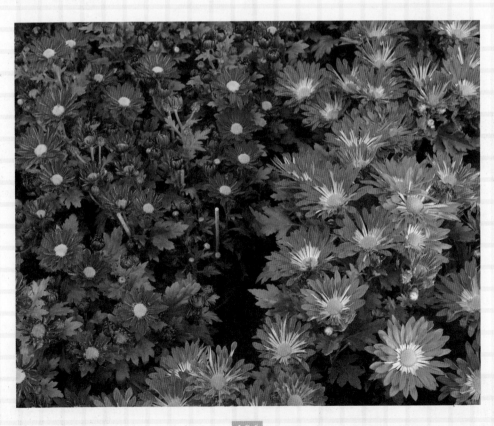

【节气养生】

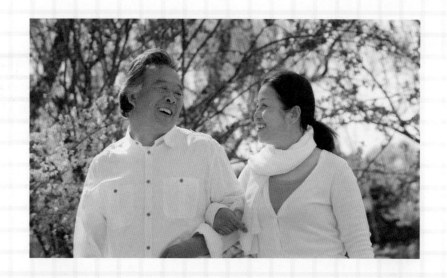

处暑时节天气转凉，但不宜急于增加衣服，需要让身体感受到一些凉意。"秋冻"之意，是让体温在秋时勿高，以利于收敛阳气，但对"秋冻"要有正确的理解，不可机械套用。深秋季节，天气较冷，体质虚弱者及老年人夜间睡觉要关好门窗，入睡后腹部要多盖一些衣被，以防腹部受凉，诱发感冒、腹泻。夜里外出要增加衣服，以保护阳气。

此时天气正处在由热转凉的交替时期，自然界的阳气由疏泄趋向收敛，人体内阴阳之气的盛衰也随之转换。此时起居应相应调整，尤其是睡眠要充足，因为只有这样，才能适应"秋乏"。处暑时节应尽量晚上10点前入睡，同时还应适当午睡以利于化解困顿情绪，特别是老年人，要午休。因为老年人的气血阴阳俱亏，会出现昼不精、夜不瞑的少寐现象。

适合老年人服用的降糖药

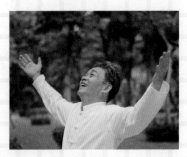

由于老年人新陈代谢缓慢，体力活动较少，部分老年人身体超重，老年人也有可能存在多种心血管、肺、肝脏、肾脏等疾病，因此老年糖尿病的治疗目标被确定为合理控制血糖、防止低血糖、减少各种急慢性疾病和糖尿病并发症的发生和发展。对于老年人，良好控制的标准是将血糖控制在高限，以适应老年患者耐受低血糖能力较差之特点。降糖用药首选α-葡萄糖苷酶抑制剂阿卡波糖，但用药后可能会出现腹胀、腹泻、吸收不良等不良反应，症状明显时需要对症处理；其次是二甲双胍，单独用药很少引起低血糖，可以用于超重或肥胖型老人，但存在肺、肝脏、肾脏等器官疾病的老年人慎用；磺胺类药物适用于胰岛尚有分泌胰岛素功能的老年患者；胰岛素用于病情较重或伴有并发症，如急性感染、坏疽、高渗性昏迷、乳酸酸中毒以及严重心脑血管并发症、口服降糖药无效等情况的老年糖尿病患者。

肾阴亏损型糖尿病

1.治法：以滋阴补肾、润燥止渴为主。

2.选方：可选用《小儿药证直诀》中的六味地黄丸。

3.组成：熟地黄24克，山茱萸、怀山药各12克，牡丹皮、泽泻、茯苓各9克。

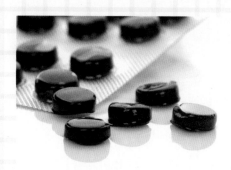

4.用法：每日1剂，水煎服。

5.加减：患者若有烦躁、五心烦热、失眠、盗汗等症，可加用知母、黄柏各10克（即知柏地黄汤）；若神倦乏力明显，可加党参、黄精、黄芪各15克；若尿量过多且混浊，可加益智仁、桑螵蛸、五味子各10克。

【中医调治】

足部按摩治疗糖尿病

1. 推按腹腔神经丛、肾上腺、肾脏、输尿管、膀胱反射区各2分钟。

2. 拇指推压脾脏、胰腺、肝脏、胆囊反射区各1～2分钟。

3. 按揉额窦、垂体、眼、胃、心脏反射区各1分钟。

4. 循序渐进按摩足部拇指内侧从趾根到趾尖处的硬块或条索状物，使硬块逐渐变柔软直至散开。

5. 依次推按肾上腺、腹腔神经丛、肾脏、输尿管、膀胱、尿道反射区各2分钟。

6. 以艾条灸以上反射区同样有效。

【应时而食】

处暑之后，早晚温差变化开始明显，此时适宜进食清热安神的食物，建议根据个人不同体质，选用银耳、百合、莲子、黄鱼、干贝、海带、海

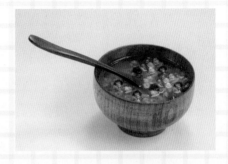

蜇、芹菜、菠菜、糯米、芝麻、豆类及奶类等食物。但这些食物不可一次进食太多，应少食多餐。

另外，随着气候渐渐干燥，患者可表现为皮肤干涩、口燥咽干、大便秘结等。此时一方面应注意补充水分，另一方面可多吃滋阴润燥食物，如梨、银耳、沙参、鸭子等养阴生津的食物，防止燥邪伤肺。

当然，多吃蔬果可以起到生津润燥、消热通便的功效，能补充人体的津液。应少吃或不吃煎炸食物，因为这些食物会加重秋燥的症状。

【药膳厨房】

鸡丝冬瓜党参汤

原料：鸡胸肉100克，冬瓜片200克，党参3克，盐、黄酒、味精各适量。

做法：净鸡胸肉煮熟后切成细丝，与党参同放在砂锅中，加水500毫升，以小火炖至八分熟。放入冬瓜片，加盐、黄酒、味精，视冬瓜熟透即可。

吃肉喝汤，佐餐食用。

功效：本药膳有健脾利水之功效，用于肥胖型糖尿病脾气虚弱、水湿壅盛者。

空腹血糖的监测结果

记录周期	血糖数值（mmol/L）				
1					
2					
3					
4					
5					
6					
7					
8					
9					
10					
11					
12					
13					
14					
15					

注：人体空腹血糖测试正常范围为3.9～6.1mmol/L

请记录
身体各项指标的测量结果

单位/指标	记录周期														
	1	2	3	4	5	6	7	8	9	10	11	12	13	14	15
请填写　体 重 记 录															
千克															
请填写　腹 围 记 录															
厘米															
请勾选　饮 食 记 录															
过饱															
正常															
不足															
请勾选　运 动 记 录															
过量															
正常															
不足															
请勾选　情 绪 记 录															
开心															
正常															
忧伤															

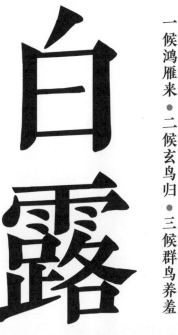

白露

一候鸿雁来 ● 二候玄鸟归 ● 三候群鸟养羞

鸿雁来 鸿雁即大雁，是一种季节性候鸟。白露时节，北方天气开始变冷，气温骤降，已不再适合大雁生存，大雁便飞往南方越冬。与雨水第二候"候雁北"对应，大雁在雨水时节飞来北方，白露时节飞回南方。

玄鸟归 玄鸟即燕子，是一种与人亲近的益鸟。白露时节，气温降低，庄稼收割结束，燕子的食物减少，它们便启程飞回南方度过冬天。与春分第一候"元鸟至"对应，燕子在春分时节飞来北方，白露时节飞回南方。

群鸟养羞 羞即馐，美食的意思。养羞即储藏食物。秋天是收获的季节，各种植物的种子都可供鸟类食用，鸟类会将种子作为食物带回自己的巢中以备冬季食用。

白露是二十四节气中的第十五个节气，秋季的第三个节气，时间在每年公历9月7日、8日或9日，此时太阳到达黄经165°。白露过后，气温开始下降，天气转凉，早晨草木上有了露水。

《月令七十二候集解》曰："白露，八月节……阴气渐重，露凝而白也。"露是由于温度降低，水汽在地面或近地物体上凝结而成的水珠。到了白露，阴气逐渐加重，清晨的露水随之日益加厚，凝结成一层白白的水滴，所以就称之为白露。

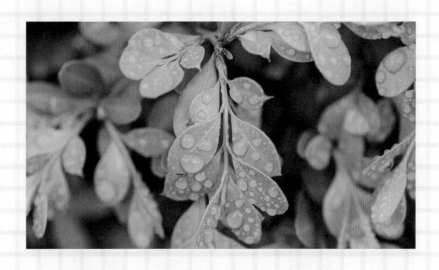

白露时节，时至仲秋，天气逐渐转凉，一些呼吸道疾病如鼻炎、哮喘等及胃肠道疾病容易发病。此时肺气清肃，故要保持情绪稳定，宁神定志，以免损伤肺气。过了白露，昼夜气温差较大，若下雨，则夜晚气温下降更为明显，因此，要注意早晚添加衣被，不能袒胸露背，睡卧不可贪凉。白露后，运动量及运动强度可较夏天适当加大，可选择慢跑、打太极拳、打篮球、打羽毛球等，以汗出但不疲倦为度，这样有助于机体内气血调畅。

什么是胰岛素

在人体的十二指肠旁边有一个器官，叫作胰腺。在胰腺中散布着许许多多的细胞团，大约有100万～200万个，这些细胞团叫作胰岛。不同的胰岛细胞分泌不同的激素，其中有一种叫作β细胞，专门负责分泌一种能降低血糖的激素，这种激素就是胰岛素。胰岛素主要作用在人体的肝脏、肌肉及脂肪组织，控制着蛋白质、糖、脂肪三大营养物质的代谢和贮存。胰岛素能使葡萄糖顺利进入人体细胞中，为细胞活动提供能量。

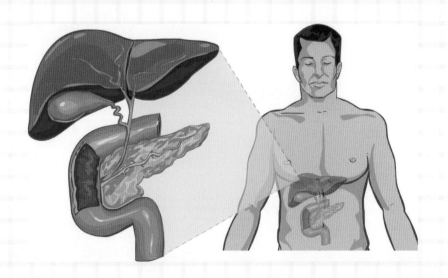

中医药治疗糖尿病的适应证

1. 对糖尿病前期进行干预

糖耐量异常为糖尿病前期。对这部分人群，在进行饮食与运动治疗的基础上，使用中药调理，可以降低糖尿病的发生率。

2. 治疗轻度2型糖尿病

临床上对于血糖不太高的轻度2型糖尿病患者，在饮食和运动的基础上单纯应用中医药治疗，可以将血糖控制在较理想的范围。

3. 对血糖控制良好但症状缓解不明显的患者进行治疗

有些患者经过综合治疗后血糖控制良好，但仍然存在口干、疲乏无力、体弱多汗等气阴两虚的表现，这时可以充分发挥中医的优势，采用益气养阴、滋补肝肾等方法治疗。

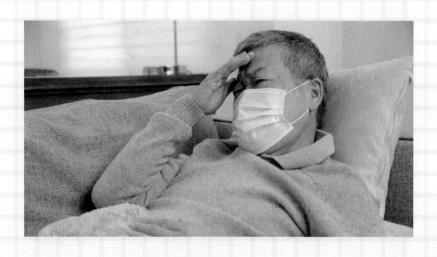

4. 协助控制血糖，减少西药的剂量

使用西药降糖，可能会对身体带来一定的不良反应。如果加用中药治疗，可以逐渐减少西药的用量，达到平稳降糖的目的。

手部按摩治疗糖尿病

1. 取穴

①经穴和经外奇穴：曲泽、间使、内关、合谷、曲池、中泉。

②反射区：胰腺、胃、十二指肠、大肠、小肠、垂体、肾、输尿管、膀胱、甲状腺。

③反应点：脾点、胃肠痛点、三焦点、肾点、心点。

④全息穴：脾胃穴、心肺穴、肾穴。

2. 操作

推按或点揉胰腺、胃、十二指肠、大肠、小肠、垂体、肾、输尿管、膀胱、甲状腺反射区各300次。按内关、胃肠痛点、三焦点、肾点、脾胃穴、肾穴各100～300次。其余各穴备用，如有时间可每穴按揉30～50次。每天按摩1次，持续3个月为1个疗程。

【应时而食】

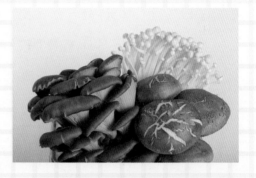

秋季易发季节性疾病，如哮喘、支气管疾病等，故饮食勿太咸。

白露是典型的秋季气候，具备秋季最明显的干燥特点，也就是人们常说的秋燥。燥邪伤人，容易耗伤津液，出现口干、唇干、鼻干、咽干及大便干结、皮肤干裂等症状。预防秋燥，在饮食上可选用一些养阴润燥的食物，如百合、杏仁、香菇、白菜、萝卜等，同时要注意"少吃辛，多吃酸"。

此节气饮食禁忌：忌吃性质寒凉、易损伤脾胃的食品，忌吃味厚滋腻、容易阻碍脾胃运化功能的食品，忌吃利气消积、容易耗伤脾胃的食品。

【药膳厨房】

豆腐鲜汤

原料：豆腐1块，草菇150克，西红柿1个，香油5克，盐4克，味精3克，生抽5克，胡椒粉3克，葱花、姜片各少许。

做法：将豆腐切厚片，西红柿洗净切片，草菇洗净。锅中水沸后，放入豆腐、草菇、姜片，调入盐、香油、胡椒粉、生抽、味精，煮熟。再下入西红柿片煮约2分钟，撒上葱花即可。

功效：常吃豆腐可预防动脉粥样硬化，减少由糖尿病引起的心血管并发症。

请记录
空腹血糖的监测结果

记录周期	血糖数值（mmol/L）					
1						
2						
3						
4						
5						
6						
7						
8						
9						
10						
11						
12						
13						
14						
15						

注：人体空腹血糖测试正常范围为3.9～6.1mmol/L

请记录
身体各项指标的测量结果

单位/指标	记录周期														
	1	2	3	4	5	6	7	8	9	10	11	12	13	14	15
请填写 **体 重 记 录**															
千克															
请填写 **腹 围 记 录**															
厘米															
请勾选 **饮 食 记 录**															
过饱															
正常															
不足															
请勾选 **运 动 记 录**															
过量															
正常															
不足															
请勾选 **情 绪 记 录**															
开心															
正常															
忧伤															

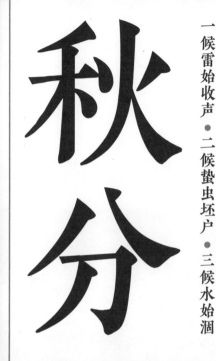

秋分

一候雷始收声 · 二候蛰虫坯户 · 三候水始涸

雷始收声 古人认为阳气盛才会出现雷声，秋分后阴气旺盛，所以不再打雷。雷声消失是秋寒的开始，也是万物衰败的征兆。气象学研究表明，秋季空气寒冷干燥，太阳辐射较弱，空气不易形成剧烈对流，因而很少发生雷阵雨。

蛰虫坯户 坯，也写作培，用土建造的意思；坯户，即用土将洞穴封住。秋分后，天气变冷，蛰居的昆虫开始藏入洞穴中，并用土将洞口封住，防止寒气侵入。

水始涸 秋分后降水量开始减少，同时由于天气干燥，水汽蒸发较快，因此湖泊河流水量变少，沼泽和水洼处于干涸状态。

秋分是农历二十四节气中的第十六个节气，秋季的第四个节气，时间一般为每年公历的9月22日、23日或24日。南方由这一节气才始入秋。太阳在这一天到达黄经180°，直射地球赤道，因此这一天昼夜均分。

《月令七十二候集解》曰："秋分，八月中，解见春分……分者平也，此当九十日之半，故谓之分。"分就是半，这是秋季九十天的中分点。

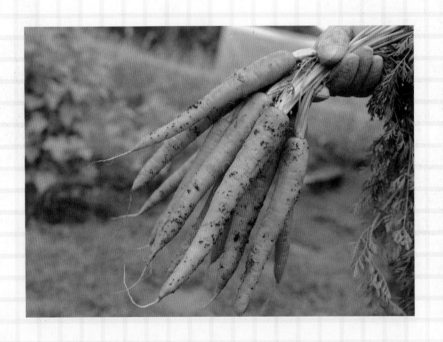

秋季早晚温差大，应根据天气变化和每个人的体质情况，及时增加衣物，预防风寒。

秋季养生，应以"收"为主。运动宜选择轻松平缓、活动量不大的项目。还可适当进行一些耐寒锻炼和

有氧运动，如登山、徒
步、打太极拳、骑自行
车、跳舞等。适当的冷
水锻炼对预防感冒、支
气管炎也有一定效果。

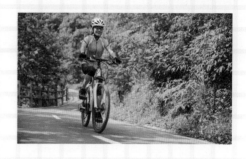

因此，平时可用冷水洗脸、洗手、浴鼻，身体健壮的人还
可适当地洗冷水浴等。

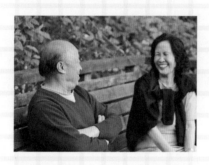

秋季要培养乐观情绪，
保持神志安宁，避肃杀之
气，收敛神气，才能适应秋
天的干燥之气。这时要保持
精神愉悦和情绪稳定，避免
出现紧张、焦虑、恼怒等不良情绪。

【疾病认知】

胰岛素的分类

注射用胰岛素分很多种不同的类型，类型不同，注
射的时间也有所不同，尤其是与进餐的关系十分密切，如
果注射与进餐的时间掌握不当，很容易引起低血糖。

1. 速效胰岛素

在注射后5～10分钟见效，1～2小时药效达到最高
峰，作用可持续4～5小时。因此，速效胰岛素应在餐前5
分钟左右注射，可使胰岛素药效高峰与餐后血糖高峰达到
同步。

2. 短效胰岛素

一般在注射后半小时生效，2～3小时药效达到最高峰，作用持续6～8小时。因此，应在餐前半小时注射。

3. 中效胰岛素

在注射后2～4小时起效，作用持续10小时以上。一般采用三餐前注射短效胰岛素，配合睡前注射中效胰岛素的治疗方案。既可以有效地控制夜间直到次日的空腹血糖，又可降低夜间低血糖的风险。

4. 长效胰岛素

注射后药效平稳，时间可持续24小时，每日仅需注射1次，就可提供全天基础胰岛素。因此，可以固定在一天中任何时间注射，方便灵活。

【中医视角】

用于降糖的单味中药

近年来的研究表明，一些单味中药或植物有一定的降糖作用，如葫芦、番石榴、苦瓜、荔枝核、葛根、地黄、人参、桑白皮、桑葚、天花粉、五倍子等。这些中药的提取物或粉剂对糖尿病动物模型或部分轻度的2型糖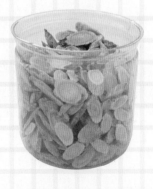尿病有一定降糖作用。而在中药对糖尿病慢性并发症防治的动物研究中，发现一些中药可能有防治糖尿病性神经病变、糖尿病性肾病、糖尿病性大血管病变的作用，如黄芪、水飞蓟、槲皮、大黄等。

【中医调治】

头部按摩治疗糖尿病

1. 四指并拢，分抹前额至头两侧，反复操作2分钟。

2. 食指指腹按揉印堂、太阳、睛明、四白各1分钟。

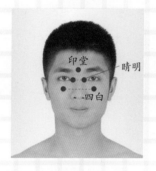
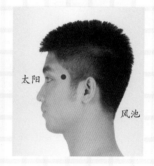

3. 双手拇指指端压在风池穴上，逐渐用力，按揉2分钟，以局部产生酸胀感为佳。

4. 拇指置于头顶前部，其余四指指端扫散头侧部，左右各30次，此法可用梳子梳头来代替。

5. 五指由前向后拿捏头顶，至后头部改为三指拿捏法，顺势由上向下拿捏颈项部，反复操作3~5次。

【应时而食】

秋分时节，饮食上要注意多吃一些清润、温润的食物，如芝麻、核桃、糯米等。秋天上市的果蔬品种多样，如莲藕、荸荠、秋梨、柑橘、山楂、苹果、葡萄、百合、银耳等，都是调养佳品，但糖尿病患者应控制摄入量。秋分还可适当多吃一些辛味、酸味、甘润或具有降肺气功效的果蔬，特别是白萝卜、胡萝卜。

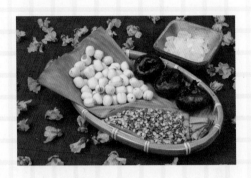

每次运动锻炼后应多吃一些滋阴、润肺、补液、生津的食物，如梨、芝麻、银耳等。若出汗较多，还可适量补充一些盐水，补充时以"少量、多次、缓饮"为准则。秋分药膳还要善用百合，像百合莲子羹、银耳百合羹等，都是不错的选择。

秋季也是胃肠病的高发期，因此不宜吃过冷、过烫、过硬、过辣、过黏的食物，更忌暴饮暴食。

【药膳厨房】

蚝汁扒群菇

原料：平菇、口蘑、滑子菇、金针菇各100克，青椒、红椒、植物油各适量，蚝油15克，盐3克，生抽8克，料酒10克，味精2克。

做法：所有菇类洗净，用热水烫后，捞起，青椒、红椒洗净切片。油锅烧热，下料酒、所有菇类，将菇类炒至快熟时，加盐、生抽、蚝油翻炒入味。汤汁快干时，加青椒片、红椒片稍炒后，加入味精调味即可。

功效：菌类中含有多种具有调节功能的维生素和矿物质元素，有降血糖作用。

请记录
空腹血糖的监测结果

记录周期	血糖数值（mmol/L）				
1					
2					
3					
4					
5					
6					
7					
8					
9					
10					
11					
12					
13					
14					
15					

注：人体空腹血糖测试正常范围为3.9～6.1mmol/L

请记录
身体各项指标的测量结果

单位/指标	记录周期														
	1	2	3	4	5	6	7	8	9	10	11	12	13	14	15
请填写 **体重记录**															
千克															
请填写 **腹围记录**															
厘米															
请勾选 **饮食记录**															
过饱															
正常															
不足															
请勾选 **运动记录**															
过量															
正常															
不足															
请勾选 **情绪记录**															
开心															
正常															
忧伤															

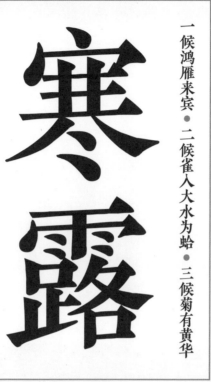

寒露

一候鸿雁来宾·二候雀入大水为蛤·三候菊有黄华

鸿雁来宾　大雁是候鸟，往来守时，有如宾客，故也称宾鸿。大雁在每年寒露时节大量从繁殖地迁往越冬地，常常排成"一"字形或"人"字形的队列大举南迁。

雀入大水为蛤　雀指麻雀类的小鸟，蛤是可食用的双壳贝类的统称。寒露之后，雀鸟都不见了，海边出现很多蛤蜊，贝壳的条纹和颜色与雀鸟很像，古人便以为蛤蜊是雀鸟变成的，事实并非如此，只是那时候气温降低，雀鸟隐藏了起来。

菊有黄华　华即花，菊花是经长期人工选择培育出的名贵观赏花卉，中国十大名花之一。寒露时节，菊花大多都已开放，因此民间有赏菊和饮菊花酒的习俗。在古神话传说中菊花还被赋予了吉祥、长寿的含义。

寒露是二十四节气中的第十七个节气，秋季的第五个节气，时间在每年公历10月7日、8日或9日，太阳到达黄经195°时。寒露时节，南岭及以北的广大地区均已进入秋季，东北和西北地区已进入或即将进入冬季。气温降得快是寒露节气的一个特点，一场较强的冷空气带来的秋风、秋雨过后，温度下降8～10℃已较常见。不过，风雨天气大多维持时间不长，受冷高压的控制，昼暖夜凉，白天往往有秋高气爽的特点。

《月令七十二候集解》说："寒露，九月节，露气寒冷，将凝结也。"寒露时节的气温比白露时更低，地面的露水更冷，快要凝结成霜了。

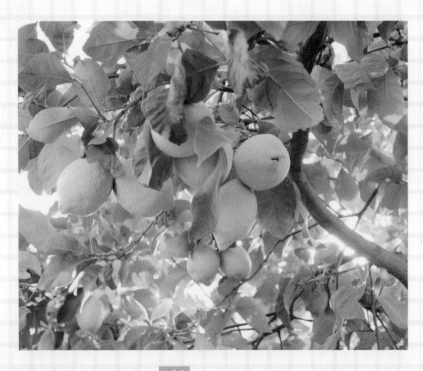

【节气养生】

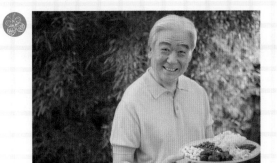

从寒露开始，雨水渐少，天气干燥，昼暖夜凉。从中医角度看，此节气在南方气候最大的特点是"燥"邪当令，而燥邪最容易伤肺伤胃。加之这时气候干燥，容易引起上火，所以养生的重点是养阴防燥、润肺益胃。

进入寒露，天气逐渐转冷，阴阳之气开始转变，阳气渐退，阴气渐生。因此，秋季养生在对精神情志、饮食起居、运动导引等方面进行调节时，应注重一个"和"字，即"调和阴阳"，并结合"秋收"的特点进行养生保健。另外，这一时节又是各种疾病的多发期，所以要因时制宜，安排好日常的饮食起居，增强机体免疫力。

【疾病认知】

注射胰岛素的注意事项

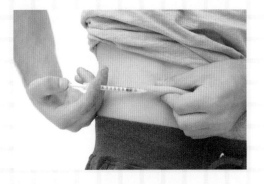

1. 选择脂肪组织较多的部位进行注射，如腹部、上臂等。

2. 用拇指和食指轻压注射部位的皮肤，同时将两手指间的皮肤绷紧，在两指之间进针。

3. 进针速度要快，将胰岛素注入体内，停留5~6秒，然后拔出针头。

4. 如果注射时很痛或拔针后有血出来，应压迫注射部位一会儿，不要揉擦，以免使得胰岛素扩散太快或皮肤发炎。

5. 注射胰岛素的部位要随时更换，如果多次在同一部位注射，容易发生局部皮下组织萎缩，产生瘢痕。每次注射隔开一定距离，有利于身体对胰岛素的吸收。

中医治疗糖尿病的常用验方

关于治疗糖尿病的验方、偏方，也是依据中医理论，在中医辨证基础上选择应用，而不是所有糖尿病患者皆可应用。下面介绍些常用验方供大家参考。

1. 山药、生地黄各15克，玉竹15克，石斛25克，沙苑蒺藜25克，知母20克，附子6克，肉桂5克，红花10克。水煎服，日

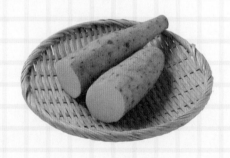

服2次，早饭前、晚饭后30分钟温服。服药期间，停服一切与本病有关的中药。

2. 地锦草、地骨皮各15克，南沙参12克，麦冬10克，石膏30克（先煎），知母10克，生地黄15克，僵蚕10

克，青黛5克（包煎），泽泻30克，苦参15克。先将上药浸泡30分钟，再煎煮30分钟，每剂药煎2次，将2次煎出的药液混合分2次服用。

3. 生黄芪、生地黄各30克，苍术15克，人参30克，葛根15克，丹参30克。每日1剂，水煎分2次服用。

4. 党参50克，生地黄、熟地黄各25克，地骨皮、泽泻、丹参、枸杞子各20克。每日1剂，水煎3次，分3份，于早、午、晚饭前半小时各服1份。

5. 天花粉30克，葛根15克，苍术10克，山茱萸6克，五味子10克，川黄连4克，丹参10克，麦冬9克，鲜芦根30克。日服1剂，水煎服，分2次服。

6. 黑木耳、扁豆各60克。将黑木耳、扁豆晒干，共研成细粉，每服9克，白水送服。

【中医调治】

耳针治疗糖尿病常选用的穴位

1.胰、内分泌、肾、三焦、耳迷根、神门、心、肝。针法为轻刺激。每次取3～5穴，留针20分钟，隔日1次，10次为1个疗程。

2.主穴为胰、胆、肝、肾、缘中、屏间、交感、下屏尖。配穴为三焦、渴点、饥点。根据主证及辨证分型，每次选穴5～6个。针法：捻转法运针1分钟，留针1～2小时，留针期间每30分钟行针1次。隔日1次，两耳交替，10次为1个疗程。

【应时而食】

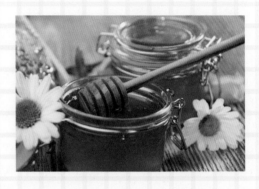

寒露时节，应多食用芝麻、糯米、粳米、奶制品等柔润食物，同时增加鸡肉、鸭肉、牛肉、猪肝、鱼、虾、山药等以增强体质；因过食辛辣易伤人体阴精，故应少食辛辣之品，如辣椒、生姜、葱、蒜等。

随着气温降低，人们很自然地就想到进补了，但是寒露时节脾胃功能尚未完全适应气候的变化，盲目进食肥甘厚味等滋腻补品，易使脾胃运化失常，从而导致疾病的发生。因此，秋季在饮食调补时，要甘淡滋润，以防过食肥甘生火、生痰、生燥，更伤阴。

【药膳厨房】

薏苡仁赤小豆粥

原料：薏苡仁、赤小豆、泽泻各50克。

做法：将泽泻先煎取汁，用汁与赤小豆、薏苡仁同煮为粥，可供晚餐食用。

功效：用于肥胖型糖尿病证属湿热壅盛者，有清热、利湿之功效。

空腹血糖的监测结果

记录周期	血糖数值（mmol/L）				
1					
2					
3					
4					
5					
6					
7					
8					
9					
10					
11					
12					
13					
14					
15					

注：人体空腹血糖测试正常范围为3.9～6.1mmol/L

请记录
身体各项指标的测量结果

单位/指标	记录周期														
	1	2	3	4	5	6	7	8	9	10	11	12	13	14	15
请填写 **体 重 记 录**															
千克															
请填写 **腹 围 记 录**															
厘米															
请勾选 **饮 食 记 录**															
过饱															
正常															
不足															
请勾选 **运 动 记 录**															
过量															
正常															
不足															
请勾选 **情 绪 记 录**															
开心															
正常															
忧伤															

霜降

一候豺乃祭兽 ● 二候草木黄落 ● 三候蛰虫咸俯

豺乃祭兽 豺的体形与狗相似，但比狼要小，有短而圆的耳朵，四肢较短，尾巴与狐狸相似。背部有红棕色毛，毛尖黑色，腹部毛较浅。霜降时，豺开始大量捕猎，没有吃完的猎物摆放在地面，从人类视角来看，就像在祭祀兽神。

草木黄落 霜降时节，秋天已经快要结束，花草树木的叶子因天气寒冷而变黄脱落。我国大部分树木为落叶树木，秋天时叶子会变黄脱落；部分树木为常绿树木，秋天时叶子仍保持绿色且不会变黄脱落。

蛰虫咸俯 蛰虫指藏在土中过冬的虫子，咸有"都"的意思，俯是潜伏、卧伏的意思。霜降之后，马上要进入冬季，需要冬眠的虫子都钻入洞穴之中，准备进入冬眠，度过寒冬。

霜降是二十四节气中的第十八个节气，秋季最后一个节气，时间在每年公历10月23日或24日，此时太阳到达黄经210°。霜降节气含有天气渐冷、初霜出现的意思，意味着冬天即将开始。

《月令七十二候集解》说："霜降，九月中，气肃而凝，露结为霜矣。"《二十四节气解》中说："气肃而霜降，阴始凝也。"可见"霜降"表示天气逐渐变冷，露水凝结成霜。此时，中国黄河流域已出现白霜，千里沃野上，一片银色冰晶熠熠闪光，霜降之时树叶枯黄，并开始落叶。

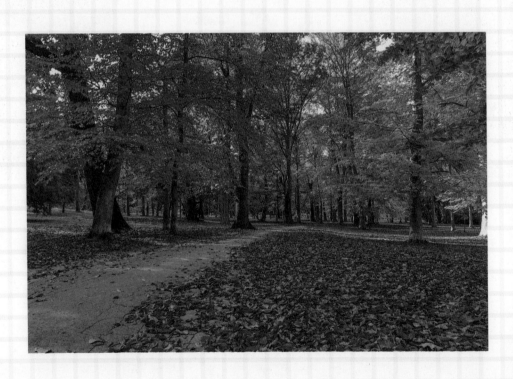

【节气养生】

霜降时节，养生保健尤为重要，民间有谚语"一年补透透，不如补霜降"，意味着霜降是进补的关键时期。霜降之时乃深秋之季，五行中属金，五时为秋，五脏属肺，根据中医养生学的观点，应以平补为原则。

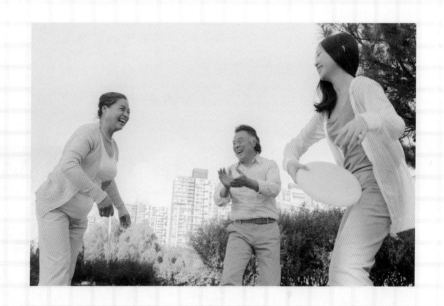

霜降作为秋季的最后一个节气，此时天气渐凉，秋燥明显，燥易伤津。霜降养生首先要重视保暖，其次要防秋燥，运动量可适当加大，还要适当参加一些有益身心的娱乐活动，如歌舞、登山等集体活动。另外，这个时节不是人人都适合"秋冻"。对抵抗力差的老年人来说，应关注天气，及时增减衣服，以免湿邪、寒邪入侵，导致生病。

糖尿病的并发症

糖尿病患者长期高血糖会导致各种组织，特别是对眼、肾、心脏、血管、神经的慢性损害甚至功能障碍，如足病（足部坏疽、截肢）、肾病（肾功能衰竭、尿毒症）、眼病（视物模糊、失明）、脑血管病变、冠心病、皮肤病、性病等都是糖尿病常见的并发症，也是导致糖尿病患者死亡的重要因素。糖尿病发病后的10年左右，将有30%～40%的患者至少会患有一种并发症。

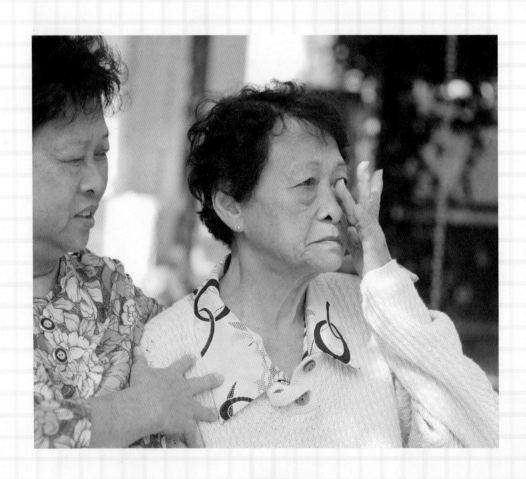

【中医视角】

常用于降血糖的中成药

药厂常把一些治疗糖尿病的传统方剂制成中成药，如玉泉丸、消渴冲剂、消糖片、甘芍降糖片、降糖舒等。这些中成药对轻度且早期

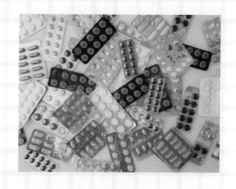

的2型糖尿病有改善口渴、口苦、多饮及睡眠差等临床症状的作用。配合饮食治疗，可使血糖、尿糖有一定程度的下降，适用于病情轻、早期的2型糖尿病。

【中医调治】

耳穴压豆法治疗糖尿病

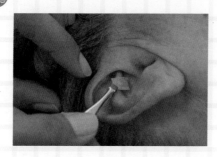

1. 取穴：胰、神门、内分泌、皮质下、肾、肝、脾反射区。

2. 操作：每次取2～4个反射区，将王不留行籽

1粒，置于0.5厘米见方的胶布上，贴于耳部反射区，用食指、拇指压至酸沉麻木或疼痛为佳，每日按压3～5次。每次贴一侧耳，两耳交替进行，每次贴2日，每周贴敷2次，10次为1个疗程。疗程间隔5～7日。因糖尿病患者皮肤破损不易愈合，所以按揉时应轻，如皮肤敏感，应缩短贴压时间，以免损伤皮肤。

【应时而食】

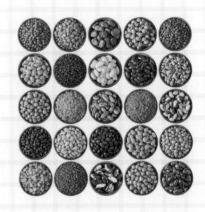

过了霜降之后，应多吃芝麻、银耳、青菜等滋阴润燥的食物。晚秋时节的肃杀景象容易引人忧思，使人意志消沉、抑郁，因此应适当多吃高蛋白的食物，如牛奶、鸡蛋、羊肉和豆类等。

饮食调养方面，此时宜平补，要注意健脾养胃，调补肝肾，可多吃健脾养阴润燥的食物，玉米、萝卜、百合、山药、奶白菜、牛肉、鸡肉等都是不错的选择。少食辛燥的食物，避免伤肝伤肺伤阴。

【药膳厨房】

生地黄麦冬炖猪肚

原料：生地黄、麦冬各10克，猪肚、胡萝卜各100克，料酒10毫升，葱10克，姜、盐各5克。

做法：猪肚用盐反复洗净，去腥臭味，切3厘米见方块；麦冬洗净去心；生地黄切片；胡萝卜洗净，切4厘米见方的块；姜拍松，葱切段。将猪肚块、麦冬、生地黄片、葱段、盐、姜、料酒、胡萝卜块放入炖锅内，加水1000毫升，用大火烧沸，小火炖煮1小时即成。每日1次，佐餐食用。

功效：滋阴生津，止渴降糖。

空腹血糖的监测结果

记录周期	血糖数值（mmol/L）				
1					
2					
3					
4					
5					
6					
7					
8					
9					
10					
11					
12					
13					
14					
15					

注：人体空腹血糖测试正常范围为3.9～6.1mmol/L

请记录

身体各项指标的测量结果

单位/指标	记录周期														
	1	2	3	4	5	6	7	8	9	10	11	12	13	14	15
请填写 **体 重 记 录**															
千克															
请填写 **腹 围 记 录**															
厘米															
请勾选 **饮 食 记 录**															
过饱															
正常															
不足															
请勾选 **运 动 记 录**															
过量															
正常															
不足															
请勾选 **情 绪 记 录**															
开心															
正常															
忧伤															

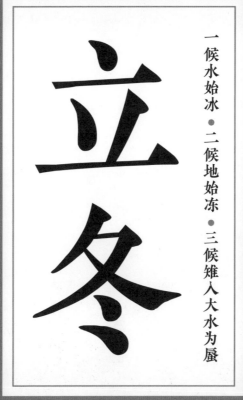

立冬

一候水始冰 · 二候地始冻 · 三候雉入大水为蜃

水始冰	冰，即结冰的意思。立冬时节，我国北方最低气温已降为0℃以下，江河湖泊刚刚凝结成冰，但并未冻得特别坚硬，在水边活动时应注意安全。
地始冻	立冬之后，随着气温降低，土地中残留的余热越来越少，夜晚气温处于0℃以下时，土壤中的水分开始轻微冻结，但冻层很浅。
雉入大水为蜃	雉通常指大鸟，俗称野鸡；蜃指大蛤，一种蚌类。立冬后，大鸟已经不多见了，海边却能够看到外壳花纹与大鸟相似的大蛤，因此古人认为立冬之后大鸟变成了大蛤。

立冬是二十四节气中的第十九个节气，也是冬季的第一个节气，时间在每年公历11月7日或8日，即太阳位于黄经225°时。立冬过后，日照时间缩短，正午太阳高度持续降低。

《月令七十二候集解》："立冬，十月节。立字解见前。冬，终也，万物收藏也。"立，建始也，表示冬季自此开始。冬是终了的意思，表示一年的田间操作结束了，有农作物收割后要收藏起来的含意。立冬之后，万物收藏，规避寒冷。

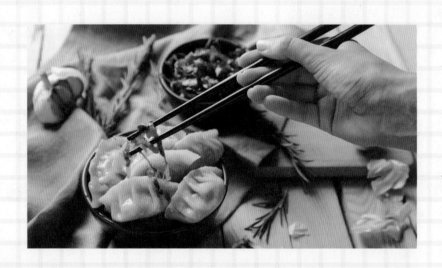

立冬，标志着天地间生物的阳气到了藏的阶段，所以养生应注意一个"藏"字，重在"收藏"与"保暖"。冬季养生应以敛阴护阳为本，在精神调养上力求其静，控制情志，保持精神情绪的稳定，避免烦扰，使体内阳气得以潜藏。

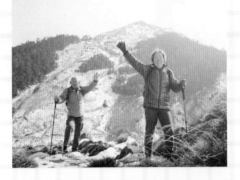

立冬过后不妨多泡脚，经常泡脚可以刺激脚部各穴位，从而起到滋补元气、壮腰强筋、调理脏腑、疏通经络之效，同时还有促进新陈代谢以及延缓衰老的作用。

立冬节气早睡晚起更有利于养生，有利于阳气潜藏，阴精蓄积。早晨最好等太阳升起后再起床，保证充足的睡眠，有利于人体阳气的升发，使头脑更加清醒、灵敏。早睡晚起更适合老年人。

【疾病认知】

如何预防糖尿病并发症

做到以下几点，有助于预防糖尿病并发症：

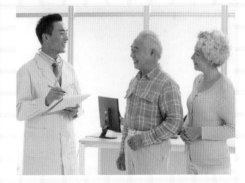

1. 积极治疗糖尿病，使血糖长期控制在正常或接近正常的水平。

2. 积极治疗高脂血症和高胆固醇血症。长期坚持饮食疗法，少吃动物脂肪，限制食用富含胆固醇的食物，如鱼子、蛋黄等。必要时使用降胆固醇的药物。不吸烟、不饮酒。

3. 适当的运动对降低血糖和血脂、预防糖尿病并发症都有较好的作用。因此，应长期坚持锻炼，但有严重心、肾等并发症者应根据具体情况决定所采用的运动方式和运动量。

4. 控制体重。肥胖与动脉粥样硬化的发生、进展有密切关系。因此，合理地控制体重，使之接近标准范围，对预防糖尿病血管病变有着十分重要的意义。

5. 定期进行检查。检查包括眼底、心电图、肾脏及神经系统的检查，争取做到尽早发现并发症，及早治疗。

【中医视角】 选用降糖中药的注意事项

1. 糖尿病在不同发展阶段的临床症状有所不同。中药的种类很多，每种中药治疗效果各不相同。糖尿病患者在选用中药的时候，要充分考虑自己的病情，具体药物的选用应在医生的指导下进行。

2. 某些降糖类中药会添加化学药物成分，如优降糖、降糖灵等价格较为便宜的化学药，但在说明上却避而不谈。

3. 选购降糖中药时，要远离假药，认准药品批准文号，到正规医疗机构和药店购买，尽量不要购买需要邮寄的药和价格虚高的药。另外，宣称根治糖尿病的药都是假药，请谨慎购买。

【中医调治】

🌸 **针灸如何治疗糖尿病肾病**

1. 糖尿病肾病若症状以消谷善饥，渴欲饮水，大便秘结，舌红苔黄燥，脉洪数为主，可选取中脘、脾俞、气海、足三里、地机、丰隆，用平补手法针刺，得气后留针30分钟。

2. 糖尿病肾病若症状见小便频多且甜腻，口渴多饮，口干舌燥，舌红苔黄，脉数，可以针刺大椎、肺俞、鱼际、合谷、太渊、金津、玉液进行治疗。

针刺时注意：金津、玉液疾刺不留针，其他留针20分钟。每日或隔日1次。

3. 糖尿病肾病若症状以小便频、量多，色如脂膏，腰酸乏力，口干多饮，脉细数，舌红为主，可用补法，选取肾俞、气海、中脘、足三里、关元、脾俞、三阴交，针刺得气后留针30分钟。

【应时而食】

🌸 冬季是饮食进补的最好季节，饮食偏温补，以不上火为宜。在饮食调理上以增加热量为主，但不可盲目进补。应有的放矢地食用一些滋阴潜阳、热量较高的膳食为宜。如牛肉、羊肉、乌鸡、鲫鱼、牛奶，同时也要多吃新鲜蔬菜来补充维生素。

立冬时，心肺气弱，肾气强盛，饮食宜减辛、苦，以养肾气。根据"秋冬养阴""冬季养肾"的原则，冬季宜多吃花生、黑木耳等养肾食品，少吃生冷或燥热的食物，适宜清补甘温的食物，如鸡、鸭、鱼等。

此外，冬季喝热粥也是养生的好选择。小麦粥可以养心除烦，芝麻粥可以益精养阴，萝卜粥可以消食化痰，茯苓粥可以健脾养胃。

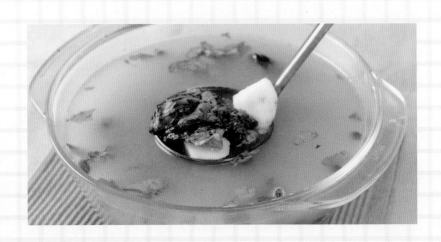

【药膳厨房】

葛根山楂炖牛肉

原料：葛根10克，山楂5克，牛肉100克，白萝卜200克，料酒10毫升，盐、姜各5克。

做法：葛根洗净，切片；山楂洗净，切片；牛肉洗净，切3厘米见方的块；白萝卜洗净，切3厘米见方块；姜拍松。将葛根片、山楂片、牛肉块、料酒、白萝卜块、姜、盐放入炖锅内，加800毫升水，用大火烧沸，再用小火炖1小时即成。每日1次，佐餐食用，每次吃30～50克。

功效：养脾胃，清肺热。用于糖尿病患者上、中消型。

空腹血糖的监测结果

记录周期	血糖数值（mmol/L）					
1						
2						
3						
4						
5						
6						
7						
8						
9						
10						
11						
12						
13						
14						
15						

注：人体空腹血糖测试正常范围为3.9～6.1mmol/L

请记录
身体各项指标的测量结果

单位/指标	记录周期														
	1	2	3	4	5	6	7	8	9	10	11	12	13	14	15
请填写 **体 重 记 录**															
千克															
请填写 **腹 围 记 录**															
厘米															
请勾选 **饮 食 记 录**															
过饱															
正常															
不足															
请勾选 **运 动 记 录**															
过量															
正常															
不足															
请勾选 **情 绪 记 录**															
开心															
正常															
忧伤															

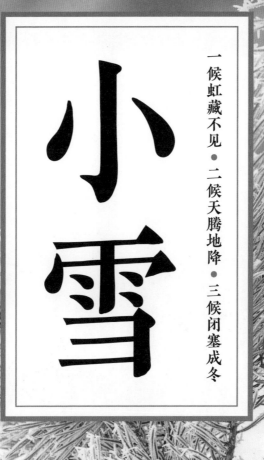

小雪

一候虹藏不见 • 二候天腾地降 • 三候闭塞成冬

虹藏不见 冬季降雨显著减少，大部分地区改为降雪，因此空气干燥，空气中水分子减少，不足以折射阳光形成彩虹。对应清明第三候虹始见，降雨增多会出现彩虹，降雨减少则少见彩虹。

天腾地降 天气即阳气，古人认为小雪之后阴气下降、阳气上升，阴阳不能交融，万物失去生机。因此，大自然进入冬季后，红消翠减、万物凋零，一片肃杀之气。

闭塞成冬 小雪之后，水面结冰，路面覆雪，天气寒冷，给人们出行造成不便，因此会有天地闭塞的感觉。但是人们家里有暖气、空调，外出穿着羽绒服，却也享受着冬天的乐趣。

小雪是农历二十四节气中的第二十个节气，冬季的第二个节气，时间在每年公历11月22日或23日，此时太阳到达黄经240°。进入该节气，中国广大地区开始刮西北风，气温下降。此时天地闭塞而转入严冬。

《月令七十二候集解》："小雪，十月中。雨下而为寒气所薄，故凝而为雪。小者未盛之辞。"此时虽然开始下雪，但雪量不大，并且夜冻昼化。

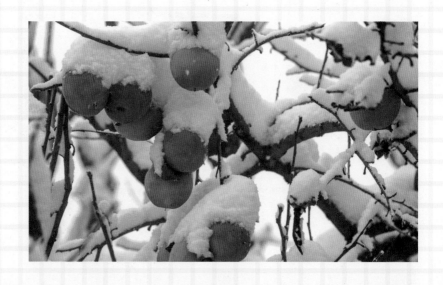

小雪节气养生，应当遵循"秋冬养阴""无扰乎阳"的原则。在起居养生上，要早卧晚起，保证充足睡眠，体质弱的人最好穿高领且护腰的服装。注意脚部的保暖，坚持用温水洗脚、按摩和刺激双脚穴位，以促进血液循环。而对于患有心脑血管疾病的人来说，最需要保护的是心脏。

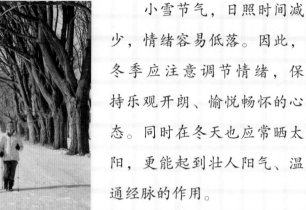

小雪节气，日照时间减少，情绪容易低落。因此，冬季应注意调节情绪，保持乐观开朗、愉悦畅怀的心态。同时在冬天也应常晒太阳，更能起到壮人阳气、温通经脉的作用。

冬天室内外温差较大，锻炼应安排在日出后或午后。到户外活动时，注意要提前做好热身运动。

【疾病认知】

糖尿病患者容易骨质疏松的原因

1. 胰岛素不足。骨骼是由蛋白质基质和钙组成的，钙沉积在蛋白质基质上。由于糖尿病患者胰岛功能减退，致使胰岛素

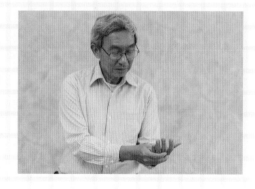

分泌不足，使得蛋白质合成减少，导致钙、磷不能在骨质中沉积，从而造成骨质疏松。

2. 钙随葡萄糖流失。大量的葡萄糖会随着糖尿病患者的尿液一起排出。然而在排糖的同时，钙也会从尿中排出，其排出量比普通人多，易引起骨钙减少。

3. 钙摄入量偏低。由于糖尿病患者需严格控制饮食，再加上不注意补钙，每日钙的摄入量偏低，致使血钙水平低。

中医解读糖尿病并发症

中医认为，糖尿病发展到一定阶段后，会有气血两伤、血脉瘀阻的特征，各种急慢性病变会逐渐发生。所以，糖尿病本身其实并不可怕，可怕的是其并发症。因此，糖尿病患者必须正确认识糖尿病并发症。

糖尿病的并发症有急性和慢性之别。一般来说，急性并发症不建议中医治疗，应尽快建立静脉输液通道，大量补充生理盐水并且输入调节酸碱平衡的药物。当病患陷入昏迷时，除紧急送医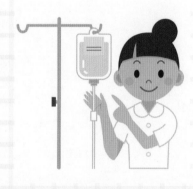外，家属可在患者的水沟、涌泉穴处进行按压，以升阳开窍、提振气机。慢性并发症可分为早、中、晚三期，因个体差异，并发症情况也不完全一样。治疗时应强调内治与外治相结合，药物治疗与食疗相结合，同时配合适当的运动疗法。中医治疗糖尿病并发症应重视整体性的综合治疗，针对个体差异进行辨证论治。

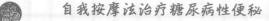

【中医调治】

自我按摩法治疗糖尿病性便秘

1. 点穴法：依次点上脘、中脘、下脘、天枢、气海、关元穴。点上脘、中脘、下脘时采取仰卧位，以右手屈掌指关节，伸指间关节，中指指间关节微屈，并与相邻的两指分开，以食、中、无名指分别着力于上脘、中脘、下脘的同一水平线上，呼气

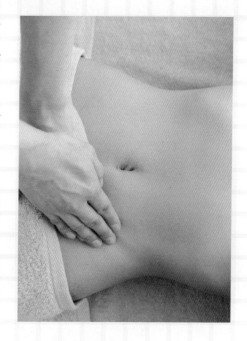

时点三穴6～9次，之后用中指指端在呼气时向下用力，点气海、关元、天枢穴6～9次。

2. 掌推上腹：以一手掌根部置于剑突下，由上向下经胃脘部推至脐上10～15次。

3. 摩全腹：用手掌自左上腹开始，以脐为中心，按顺时针方向与逆时针方向摩全腹各36次。

4. 双擦少腹：用两手小鱼际由髂前上棘向耻骨联合方向同时擦下，以局部透热为度。

5. 摩小腹：双掌重叠，自左侧开始，以关元穴为中心，按顺时针方向与逆时针方向摩小腹各36次。

【应时而食】

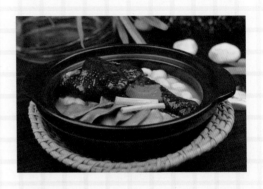

小雪节气后的饮食应以清淡为主，进补以温热为主。宜吃温润益肾的食物，如羊肉、牛肉、鸡肉、腰果、枸杞子、芡实、山药、栗子、白果、核桃、黑木耳、黑芝麻、黑豆、桑葚、黄精等。适当进补可平衡阴阳，但不可进食过多高热量的补品。

进入小雪，气温下降，如果经常吃火锅等辛辣食物会让人产生"内火"，可适当多吃些苦味食物以解热去火、清热润燥，如芹菜、莴笋、生菜、苦苣等。

【药膳厨房】

羊肉枸杞子汤

原料：羊肉（瘦）1000克，枸杞子20克，姜片12克，黄酒5克，葱段4克，蒜片4克，味精2克，盐3克，花生油15克，料酒适量。

做法：羊肉去筋膜，洗净切块。待锅中花生油烧热，倒入羊肉块、料酒、姜片、蒜片等煸炒，炒透后，同放砂锅中，加清水适量，放入枸杞子等。用大火烧沸，再改用小火煨炖，至熟烂后，加入料酒、姜片、葱段、蒜片、味精、盐拌匀即可。

功效：温阳壮腰，补肾强筋。适用于肾阳不足所致腰膝酸软、筋骨无力等症。

空腹血糖的监测结果

记录周期	血糖数值（mmol/L）				
1					
2					
3					
4					
5					
6					
7					
8					
9					
10					
11					
12					
13					
14					
15					

注：人体空腹血糖测试正常范围为3.9~6.1mmol/L

请记录

身体各项指标的测量结果

单位/指标	记录周期														
	1	2	3	4	5	6	7	8	9	10	11	12	13	14	15
请填写 **体 重 记 录**															
千克															
请填写 **腹 围 记 录**															
厘米															
请勾选 **饮 食 记 录**															
过饱															
正常															
不足															
请勾选 **运 动 记 录**															
过量															
正常															
不足															
请勾选 **情 绪 记 录**															
开心															
正常															
忧伤															

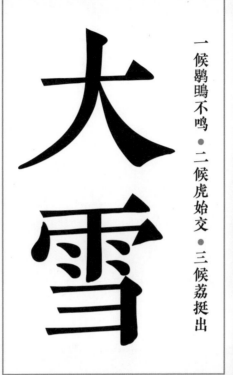

大雪

一候鹖鴠不鸣 · 二候虎始交 · 三候荔挺出

鹖鴠不鸣 鹖鴠是一种长有五色羽毛的雉鸡，生性好斗，经常在夜里鸣叫，冬季时羽毛脱落。大雪过后，鹖鴠停止了鸣叫。

虎始交 老虎，大型猫科动物，毛色浅黄或棕黄色，有黑色横纹，四肢健壮有力，尾粗长，具黑色环纹，发情交配期一般在11月至翌年2月。古人认为大雪之后阴气由盛转衰，阳气开始萌动，老虎感受到阳气开始交配。

荔挺出 荔挺，一种兰草，形状像蒲草但是要小一些，花没有香味，根部捆扎成一束可做刷子。大雪之后，荔挺开始萌发，长出新芽。

【节气概述】

大雪是二十四节气中的第二十一个节气，冬季的第三个节气，时间是每年公历12月6日、7日或8日，此时太阳到达黄经255°。大雪的意思是天气更冷，降雪的可能

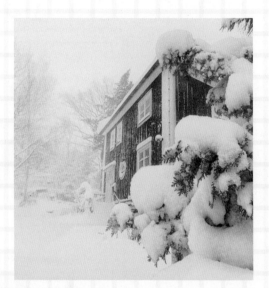

性比小雪时更大，大雪后各地降水量均进一步减少。这时中国大部分地区的最低温度都降为0℃以下。往往在强冷空气前沿冷暖空气交锋的地区，会降大雪，甚至暴雪。可见，大雪节气是表示这一时期，降大雪的起始时间和雪量程度，它和小雪、雨水、谷雨等节气一样，都是直接反映降水的节气。

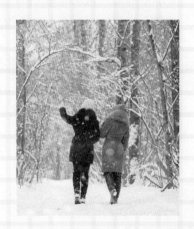

《月令七十二侯集解》说："大雪，十一月节。大者，盛也，至此而雪盛实。"这是古人对大雪的解释。大雪，顾名思义，雪量大。到了这个时段，雪往往下得大、范围也广，故名大雪。

【节气养生】

大雪节气已进入深冬，要注意保暖，注意防止风邪和寒邪的侵入，尤其是头部和脚部。每天坚持用温热水洗脚，同时按摩和刺激双脚穴位。每天坚持步行半小时以上，活动双脚。

冬天易使人身心处于低落的状态。改变情绪低落的方法有慢跑、跳舞、滑冰、打球、听清雅音乐、练书法、画画、打太极拳等，这些都能消除冬季烦闷，怡养精神。

冬季应注意常开门窗通风换气，以清洁空气，健脑提神。还要早卧迟起，早睡以养阳气，迟起以固阴精。

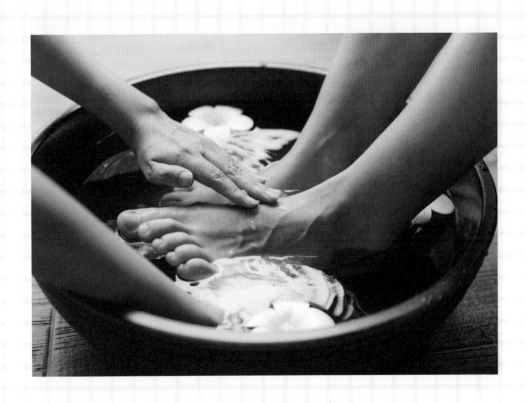

妊娠与糖尿病

妊娠与糖尿病的关系有两种：

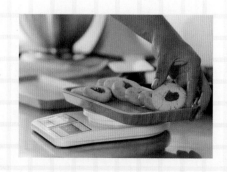

一种是正常女性在妊娠期间出现高血糖，称作妊娠糖尿病。这种患者多数于产后能恢复正常，但一部分患者以后患2型糖尿病的概率会大大增加。

另一种就是原来有糖尿病的女性患者怀孕了，称作糖尿病合并妊娠。

以上两种都属于高危妊娠，因此要充分注意妊娠糖尿病对母婴所产生的各种影响：流产概率增加，妊娠高血压的发生率达13%～30%，容易导致产后出血，宝宝畸形的发生率是健康人的2～3倍，宝宝死亡率高达10%～15%，易出现智力障碍等。

适合中医治疗的糖尿病

中医治疗糖尿病，应扬长避短综合治疗。就降糖作用而言，中药并没有西药见效快，但它注重整体，在改善症状等方面明显优于西药。中医治疗适合于2型糖尿病以及伴有慢性血管、神经并发症者，而1型糖尿病不适合用中医治疗。考察疗效时，要结合现代医学的血糖、糖化血红蛋白、血脂、血压等指标，如果疗效不佳，应及时改用中西医结合治疗或用西药治疗。

自我按摩法治疗糖尿病性失眠

1. 揉神门穴：取坐位，左手食指、中指相叠加，按压右手神门穴2分钟后，交换左右手继续以上动作。

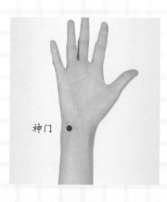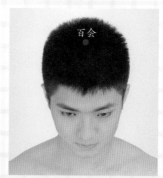

2. 运百会穴：取卧位，两手轮流以食、中指按揉百会穴50次（或1分钟）。

3. 按脘腹：取卧位，左右手分别横置于上腹部中脘穴和下腹部关元、气海穴，呼气时按压中脘，吸气时按压关元、气海，持续操作2分钟。

4. 按涌泉穴：取坐位，两手拇指指腹分别按压在两足底涌泉穴，随呼吸节律，按压1分钟。

5. 按颞侧：取坐位，两手拇指按压两侧风池穴，两手小指按在两侧太阳穴上，其余手指散放在头部两侧，微屈，然后同时用力，按揉局部1分钟。

6. 抹眼球：取卧位，闭眼，将两手中指分别放于两眼球上，两手无名指分别放在眼球下缘，在眼内外眦之间来回揉抹20～30次，用力要轻。

【应时而食】

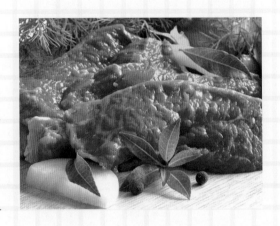

从中医养生学的角度看，大雪已到了"进补"的大好时节。冬季食补应供给富含蛋白质和维生素且易于消化的食物。可选择羊肉、牛肉、鸡肉、虾仁等，这些食物富含蛋白质及脂肪，产热量多，对于素体虚寒、阳气不足者尤其有益。

冬季进补时，为使肠胃有适应的过程，最好先做引补，即打基础。一般来说，可先选用大枣炖牛肉，亦可煮些生姜大枣牛肉汤，用以调整脾胃功能。

【药膳厨房】

熟地黄党参炖鲍鱼

原料：熟地黄10克，党参12克，鲍鱼50克，菜胆100克，鸡汤100毫升，盐5克，味精3克。

做法：熟地黄洗净，切薄片；党参切段；鲍鱼切薄片；菜胆洗净，切5厘米的节。将熟地黄片、党参段、鲍鱼片、菜胆节放入炖锅内，加入鸡汤，用大火烧沸，小火炖煮25分钟加盐、味精调味即成。每日1次，佐餐食用。

功效：滋阴补血。用于中消型糖尿病。

请记录

空腹血糖的监测结果

记录周期	血糖数值（mmol/L）					
1						
2						
3						
4						
5						
6						
7						
8						
9						
10						
11						
12						
13						
14						
15						

注：人体空腹血糖测试正常范围为3.9～6.1mmol/L

请记录
身体各项指标的测量结果

单位/指标	记录周期														
	1	2	3	4	5	6	7	8	9	10	11	12	13	14	15
请填写 **体 重 记 录**															
千克															
请填写 **腹 围 记 录**															
厘米															
请勾选 **饮 食 记 录**															
过饱															
正常															
不足															
请勾选 **运 动 记 录**															
过量															
正常															
不足															
请勾选 **情 绪 记 录**															
开心															
正常															
忧伤															

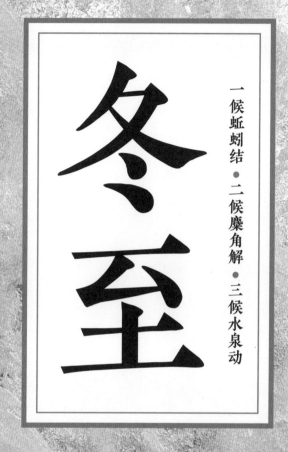

冬至

一候蚯蚓结 • 二候麋角解 • 三候水泉动

蚯蚓结　蚯蚓俗称地龙，在夏至时钻出土壤。古人认为蚯蚓是阴曲阳伸的动物，冬至时阳气虽已增长，但阴气仍然十分强盛，土壤中的蚯蚓仍然蜷缩着身体。冬至虽然气温有所回暖，但总体还是寒冬，因此蚯蚓会继续在土壤中休眠。

麋角解　麋即麋鹿，又名"四不像"，因其头像马、角像鹿、蹄像牛、尾巴像驴，因此得名四不像。古人认为麋鹿的角朝后生，属性为阴，因冬至阳气微升，麋鹿感受阴气减退而解角。

水泉动　古人认为冬至以后阳气萌发，因此井水开始上涌。冬至后日照时间延长，山中泉水开始流动。

冬至又称"冬节""贺冬",是二十四节气中的第二十二个节气,冬季的第四个节气,时间在每年公历12月21日或22日,此时太阳到达黄经270°。据传,冬至在历史上的周代是新年元旦,曾经是个很热闹的日子。

冬至这天,太阳直射地面的位置到达一年的最南端,几乎直射南回归线。这一天北半球阳光照射的时间最短,北半球的白昼也达到最短时间,且越往北白昼越短。

《月令七十二侯集解》:"冬至,十一月中。终藏之气至此而极也。"说明冬至阴气到了极点,阴寒之气开始削弱,阳气开始到来。

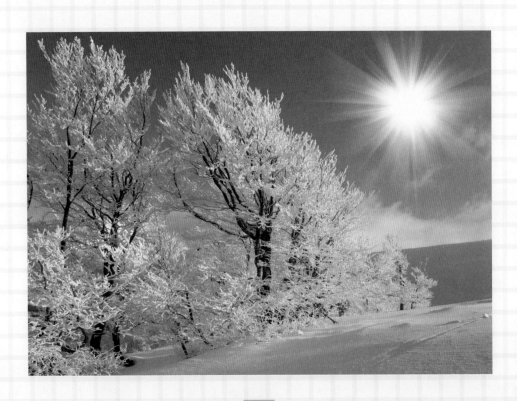

【节气养生】

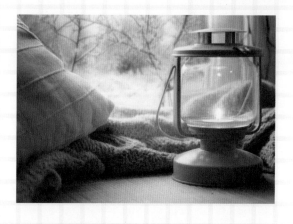

冬至是养生的大好时机，在精神养生方面，要尽量保持精神畅达乐观，心态平和，不要强求名利、患得患失。有意识地培养自己良好的性格。避免劳累，合理用脑，同时要注意加强体育锻炼。在起居方面，要注意及时增添衣物，衣裤既要保暖性能好，又要柔软宽松，不宜穿得过紧，以利血液流畅。进行适当的御寒锻炼，提高机体对寒冷的适应性和耐寒能力。寒冬季节，糖尿病合并有高血压、动脉硬化、冠心病的患者要特别提高警惕，谨防发作。

【疾病认知】

糖尿病的饮食疗法

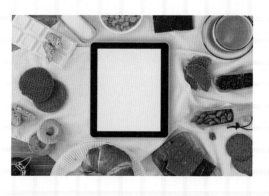

因为糖尿病饮食控制的基本原则是控制总糖量和均衡饮食，在这个前提下制定合理的降糖目标，在血糖达到目标之前需要严格控制饮食，我们讲均衡饮食，也就是

说食物的摄入要把握好比例。

我们在平时的饮食中有一些需要注意的事项，比如高糖类的、高脂肪类的食物，我们要加以限制，不是说绝对不能吃，但是要把握好摄入量，比如有些快餐类的食物，像烤肉类的食物，或者是薯条、汉堡等，这些食物热量是非常高的，平时要减少摄入量，还有坚果类，坚果中含较高的热量，虽然可以摄入，但是要把握好摄入总量。还有一些饮料含糖量是比较高的，更要加以限制。

【中医视角】

治疗上消的方剂

1. 来源：《医学心悟》二冬汤，清代程国彭著。
2. 组成：天冬6克，麦冬9克，天花粉、黄芩、知母、荷叶各3克，人参、甘草各1.5克。
3. 用法：每日1剂，水煎分2次服。
4. 功效：养阴清热，生津止渴。
5. 主治：上消，渴而多饮，以及肺热咳嗽、痰少等。

【中医调治】

背部按摩法治疗糖尿病伴发高脂血症

1. 患者取坐位或俯卧位，术者立于患者背后或适当位置，由上而下进行操作。用两手食指和中指按住患者的两肩井穴，用右手拇指缓慢推风府、哑门10~15次，之后用左、右手拇指共同按住大椎穴，并用力按压，使患者感觉有气下行为止，时间约30秒至1分钟。

2. 仍用两手食指和中指按住患者的两肩井穴，两手拇指按住两风门穴，时间约1分钟，而后用右手拇指和食、中指按住风门穴部位的大筋，用左手拇指和中指先按两肺俞穴，时间约30秒，再按两膏肓穴部位，右手拇

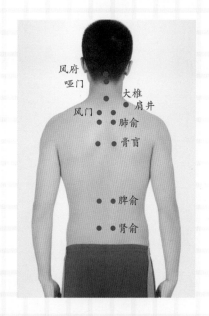

指和食指、中指顺背伸肌向下按拨，到两膏肓穴即扣住不动，随即用左手拇指和中指按住两脾俞穴部位的大筋，右手拇指和食、中指由膏肓穴顺其背伸肌向下按拨至两脾俞穴为止。

3. 接着用右手中指按住大椎穴部位，用左手拇指、食指和中指按住肾俞穴部位，往里按住不动，时间约1分钟；继而用两手掌从上到下顺推脊背部3～4次。然后，先用右手拇指按压患者第六颈椎右侧面的血压点（第六颈椎旁开2寸）30秒，再用左手拇指按压第六颈椎左侧面的血压点30秒，用双手拇指按压大椎穴，双手中指按压两肩井穴，时间约1分钟。最后用双手拇指按压两肺俞穴，同时向上提拔1分钟，结束治疗。

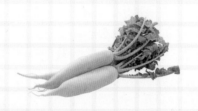

【应时而食】

冬至时节饮食宜多样化，谷、果、肉、蔬菜要合理搭配。食宜清淡，不宜吃浓浊、肥腻和过咸的食物。

冬季缺少蔬菜，容易导致维生素缺乏，因此饮食中应特别注意增加含维生素C的蔬菜，如白萝卜、胡萝卜、辣椒等。还要适当增加动物肝脏、瘦肉、鲜鱼肉、蛋类、豆类等食物的摄入，以保证身体对维生素A、B族维生素、维生素D的需求。

俗话说，"冬吃萝卜夏吃姜，不劳医生开药方"。萝卜具有很强的行气功能，还能止咳化痰、除燥生津、清热解毒。

【药膳厨房】

枸杞叶蚌肉汤

原料：胡萝卜60克，蚌肉100克，鲜枸杞叶60克，盐适量。

做法：胡萝卜、蚌肉洗净切块，加清水适量，小火煮1小时，放入洗净的鲜枸杞叶，煮沸片刻加入盐即可食用。

功效：养肝明目，清热止渴。用于糖尿病，视力下降，肝阴虚损者，也可用于视物模糊、视力下降、心烦易怒、失眠多梦、口渴多饮、形体消瘦的患者。

请记录
空腹血糖的监测结果

记录周期	血糖数值（mmol/L）					
1						
2						
3						
4						
5						
6						
7						
8						
9						
10						
11						
12						
13						
14						
15						

注：人体空腹血糖测试正常范围为3.9～6.1mmol/L

请记录
身体各项指标的测量结果

单位/指标	记录周期														
	1	2	3	4	5	6	7	8	9	10	11	12	13	14	15
请填写 **体 重 记 录**															
千克															
请填写 **腹 围 记 录**															
厘米															
请勾选 **饮 食 记 录**															
过饱															
正常															
不足															
请勾选 **运 动 记 录**															
过量															
正常															
不足															
请勾选 **情 绪 记 录**															
开心															
正常															
忧伤															

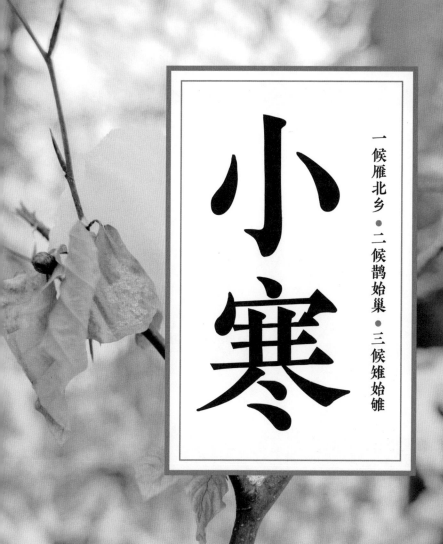

小寒

一候雁北乡 · 二候鹊始巢 · 三候雉始雊

雁北乡 小寒时节，大雁向北飞回故乡。古人认为大雁是顺阴阳而迁徙，此时阳气已动，所以大雁开始向北迁徙。大雁每一次迁徙都要经过1～2个月的时间，到达北方时正值春天。

鹊始巢 鹊指喜鹊，一种益鸟，雌雄羽色相似，头、颈、背至尾部均为黑色，双翅黑色，翅上有大形白斑。此时北方到处可见喜鹊在高大的乔木上筑巢。

雉始雊 雉，指野鸡；雊，为鸣叫的意思。野鸡在小寒结束时，感受到天气的变化，出现在野外并开始鸣叫。

小寒是二十四节气中的第二十三个节气，冬季的第五个节气，时间在每年公历1月5日或6日，此时太阳位于黄经285°。小寒正值"三九"前后，标志着北方地区开始进入一年中最寒冷的时期。

《月令七十二候集解》："小寒，十二月节，月初寒尚小，故云，月半则大矣。"小寒的意思是天气已经很冷，中国大部分地区在小寒和大寒节气都是最冷的时期，"小寒"一过，就进入"出门冰上走"的三九天了。

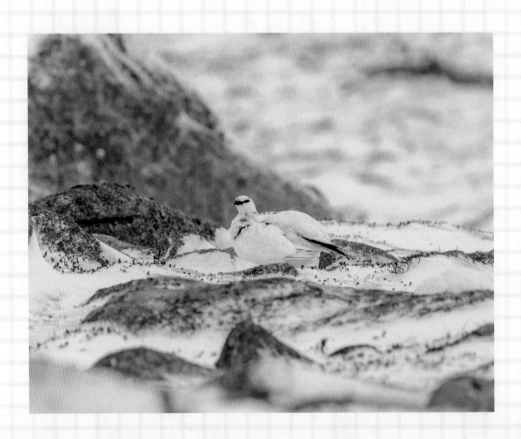

【节气养生】

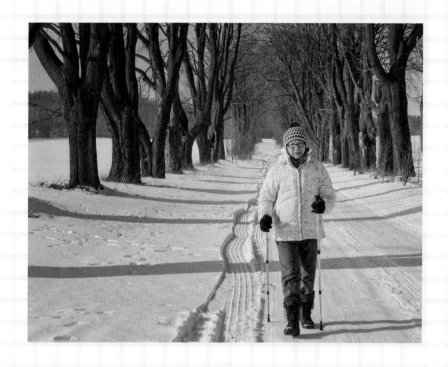

寒为冬季的主气。中医认为，人体内的血液，得温则易于流动，得寒就容易停滞，所谓"血遇寒则凝"，说的就是这个道理，因此要注意保暖，以防感冒。在精神上宜静神少虑、畅达乐观，不为琐事劳神，心态平和，增添乐趣。善于养生的人，在冬季更要坚持体育锻炼，比如练瑜伽、打太极拳、散步、慢跑、跳绳、踢毽、打球、做操、舞剑等，都是适合冬季锻炼的项目。

冬季经常叩齿，有益肾、健肾之功，冬夜睡前最好用热水泡脚，并按揉脚心。冬季人处于阴盛阳衰状态，宜进行日光浴，以助肾中阳气升发。

糖尿病患者可以吃水果吗

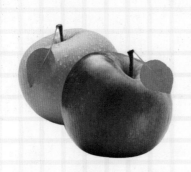

糖尿病患者可以适当地吃一些水果，只要是在合适的时间，吃升糖指数低的水果，一般就不会导致血糖升高。吃水果的时间可以选择在两餐之间或者体力劳动之后，如上午9点以后，下午3点左右，或者晚餐后1小时吃一些升糖较慢的水果，如火龙果、苹果、橙子、木瓜等。

治疗中消的经典方剂

玉女煎

1. 来源：《景岳全书》，明代张介宾著。

2. 组成：石膏9～15克，熟地黄9～30克，麦冬6克，知母、牛膝各5克。

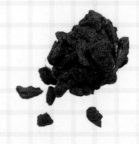

3. 用法：每日1剂，水煎，分2次温服或冷服。

4. 功效：清胃滋阴。

5. 主治：中渴，证属胃热阴虚，症见消谷善饥，烦热干渴，头痛，牙痛，齿松牙衄，或呕血、鼻出血，舌质红，苔黄干。

【中医调治】

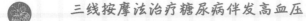

三线按摩法治疗糖尿病伴发高血压

操作时患者取适当的体位，五指并拢，用双手掌或单手掌擦法，按人身体两侧和前、后3条线的顺序，自上而下用指腹和手掌擦摩，反复进行3～6次，通常每日操作1～2遍。

第一条线：从头两侧的头维穴开始，向下按头两侧→颈两侧→两肩→两上臂→肘关节→两前臂→腕关节→两手→十指的顺序，依次擦摩，并依次点揉头维、承灵、风池、肩井、肩髃、曲池、内关穴各20秒。

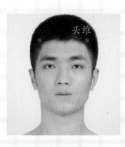

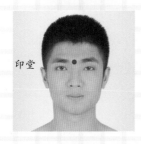

第二条线：从面部的印堂穴开始，向下按面部→颈前→胸部腹部→两大腿前部→膝关节→两小腿前部→足背→十足趾→两小腿内侧→两大腿内侧的顺序，依次擦摩，并依次点揉印堂、承浆、廉泉、膻中、中脘、气海、关元、犊鼻、条口、解溪、厉兑、三阴交、阴陵泉、箕门穴各20秒。

第三条线：从头部的后顶穴开始，向下按后顶部→项部→背部→腰部→两大腿后部→腘窝→两小腿后部→足跟→足心的顺序，依次擦摩，并依次点揉后顶、风府、大椎、身柱、命门、阳关、承扶、委中、承山、涌泉穴各20秒。

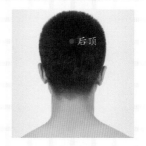

【应时而食】

中医认为寒为阴邪，最寒冷的节气也是阴邪最盛的时期，从饮食养生的角度讲，要特别注意在日常饮食中多食用一些温热食物以补益身体，防御寒冷气候对人体的侵袭。日常食物中属于热性的食物主要有鳟鱼、辣椒、肉桂、花椒等，属于温性的食物有糯米、高粱米、刀豆、韭菜、茴香、香菜、南瓜、生姜、羊肉、鸡肉等。按照传统的中医理论，滋补分为四类，即补气、补血、补阴、补阳，切不可贪恋厚腻、辛辣的食品。这一节气还是应以补气润燥为主。

冬季饮食调理应遵循"少食咸，多食苦"的基本原则，以"藏热量"为主。同时，冬季人的脾胃功能相对虚弱，要忌食寒凉，否则易损伤脾胃阳气。因此，冬季应少吃生萝卜、生黄瓜、鸭肉等性凉的食物。

【药膳厨房】

当归生姜羊肉汤

原料：当归20克，生姜30克，羊肉500克，黄酒、调料各适量。

做法：将羊肉洗净，切小块，加入当归、生姜、黄酒及调料，炖煮1~2小时，食肉喝汤。

功效：有温中补血、祛寒强身的作用，适用于糖尿病患者见神疲乏力、面色苍白、畏寒肢冷等血虚及阳虚的人群。

请记录
空腹血糖的监测结果

记录周期	血糖数值（mmol/L）				
1					
2					
3					
4					
5					
6					
7					
8					
9					
10					
11					
12					
13					
14					
15					

注：人体空腹血糖测试正常范围为3.9～6.1mmol/L

请记录
身体各项指标的测量结果

单位/指标	记录周期														
	1	2	3	4	5	6	7	8	9	10	11	12	13	14	15
请填写 体 重 记 录															
千克															
请填写 腹 围 记 录															
厘米															
请勾选 饮 食 记 录															
过饱															
正常															
不足															
请勾选 运 动 记 录															
过量															
正常															
不足															
请勾选 情 绪 记 录															
开心															
正常															
忧伤															

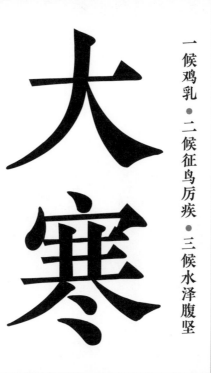

大寒

一候鸡乳 ● 二候征鸟厉疾 ● 三候水泽腹坚

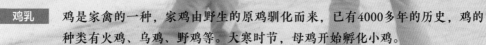

鸡乳   鸡是家禽的一种，家鸡由野生的原鸡驯化而来，已有4000多年的历史，鸡的种类有火鸡、乌鸡、野鸡等。大寒时节，母鸡开始孵化小鸡。

征鸟厉疾   征鸟指鹰隼等猛禽。厉疾，迅速而猛烈。大寒之后，鹰隼正处于捕食能力极强的状态，在空中盘旋寻找猎物，抓紧补充能量，抵御严寒的冬季。

水泽腹坚   水泽，指江河湖泊等水域。腹，即中部、中央。坚，即坚硬、坚固。大寒之后，天气依旧寒冷，太阳照射的能量不足以融化坚冰，水域中央已经结冰，而且很坚固。

大寒是二十四节气中的最后一个节气，在每年公历1月20日或21日，太阳到达黄经300°时，即为大寒。大寒节气意味着寒冷至极，我国大部分地区已经进入最寒冷的时期。

《月令七十二候集解》："大寒，十二月中，解见前（小寒）。"《授时通考·天时》引《三礼义宗》："大寒为中者，上形于小寒，故谓之大……寒气之逆极，故谓大寒。"这时寒潮南下频繁，是我国大部分地区一年中的最冷时期，风大，低温，地面积雪不化，呈现出冰天雪地、天寒地冻的严寒景象。

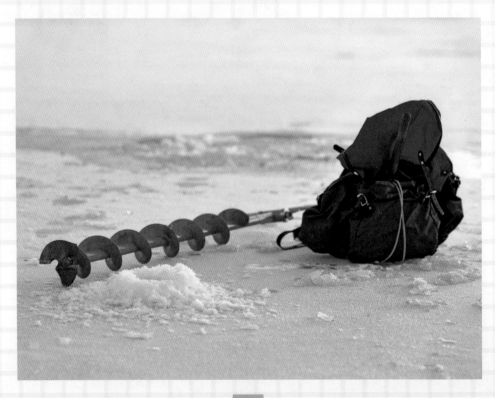

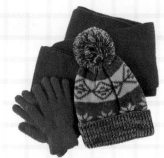

【节气养生】

俗话说"大寒大寒，防风御寒"，这个时节应注意保暖，外出时一定要加穿外套，戴上帽子、手套、围巾。因昼夜温差较大，此时有心脑血管疾病、肺气肿、慢性支气管炎疾病的患者，应尽量避免在早晨和傍晚出门，防止因低温刺激引起疾病发作。

大寒时节，室内要经常通风换气。室内取暖时可使用加湿器或多放几盆水、搭些湿毛巾，以保持室内的湿度。要多喝白开水，补充体内水分。中老年人可坚持脸部、手部、足部的冷水浴，来增强机体的抗寒能力，但应当注意循序渐进，将温度逐次缓慢下调，且患有血管疾病者应谨慎使用。

【疾病认知】

糖尿病和肥胖的关系

肥胖与糖尿病存在密切的关系，糖尿病患者有60%～80%的人肥胖，肥胖者糖尿病的患病率也明显高于非肥胖者。肥胖

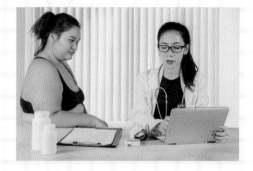

是2型糖尿病的重要诱发因素。

2型糖尿病患者由于相对性胰岛素缺乏或胰岛素抵抗，大多数患者起病时较肥胖，且呈缓慢起病。在临床上我们可以发现2型糖尿病的

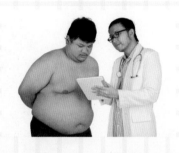

肥胖与非肥胖者其胰岛素水平有所不同。肥胖的2型糖尿病患者多数胰岛素水平明显升高，而非肥胖的1型糖尿病患者或原来肥胖但后来体重已下降到正常者，其血浆胰岛素水平并不升高。

肥胖者可通过降低体重使糖耐量异常及高游离脂肪酸血症得到恢复。肥胖者易患糖尿病是因为肥胖者对胰岛素不敏感即有胰岛素抵抗，可使葡萄糖利用率降低，导致血糖升高。另外，当肥胖者存在胰岛素抵抗时会使胰岛β细胞分泌更多的胰岛素来使血糖维持在正常范围，这样长期下去会使胰岛β细胞负担过重，进而导致其功能衰竭，分泌胰岛素下降，从而出现血糖明显升高而发生糖尿病。

【中医视角】 治疗下消的经典方剂

1. 来源：《医方考》龟鹿二仙胶，明代吴昆著。

2. 组成：鹿角500克，龟板250克，枸杞子150克，人参50克。

3. 用法：将鹿角、龟板熬炼成胶，再将人参、枸杞

子熬膏和入。每晨取3克，清酒调化，淡盐开水送服。亦可用饮片作汤剂水煎服，用量按原方比例酌减。

4.功效：填阴补精，益气壮阳。

5.主治：下消，证属肾中阴阳两虚，精血不足，症见身体消瘦，遗精阳痿，两目昏花，腰膝酸软。

应用按摩疗法调治糖尿病的注意事项

1.选择适宜环境和体位：选择安静、幽雅、空气清新的环境中进行，保持心平气和，采用放松舒适体位，冬季按摩时应注意室内温度，防止受凉感冒。

2.注意采用适宜手法：手法应力求轻柔和缓，动作宜轻、慢，节律要均匀，用力强度适宜，不可用重力或蛮力。

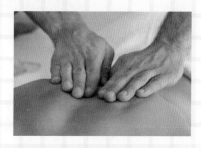

3.掌握按摩的适应证：按摩疗法适用于病情较轻且稳定的糖尿病患者，以减轻或缓解其自觉症状为目的，病情较重者，尤其是伴有严重并发症者，不适宜按摩疗法。

4.按摩应持之以恒：要用信心和耐心，从整体着眼，局部着手，长期按摩，切忌三天打鱼，两天晒网。

5.注意与其他疗法相配合：本法虽然安全有效，但单独应用少见，应与药物疗法、饮食调养、运动锻炼、情志调节、起居调摄等法配合使用，以提高疗效。

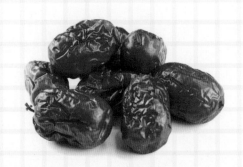

【应时而食】

大寒养生饮食宜以进补为主，由于大寒时节相对寒冷，人体需要的热量的也随之增加，所以多摄取一些温热食品，例如羊肉、大枣等。植物的根茎是蕴藏能量的仓库，可适当食用根茎类的蔬菜，如山药、土豆、萝卜等，它们所具有的丰富的淀粉及多种维生素、矿物质，可快速提升人体的抗寒能力。也可多吃一些红色蔬果和辛温食物，如红辣椒、胡萝卜等红色蔬菜，能增加人体的热能，使体温升高，抵抗感冒病毒。

【药膳厨房】

白萝卜山药绿豆汤

原料：白萝卜250克，山药150克，绿豆100克。

做法：白萝卜洗净，切成细丝；山药洗净，去皮切成片；绿豆淘净。将所有原料一并放入砂锅中，加入适量水煮熟即可。佐餐分次服用，每周服4~5次。

功效：生津润燥，健脾止泻，利尿解毒，适合中老年糖尿病患者日常食用。

空腹血糖的监测结果

记录周期	血糖数值（mmol/L）				
1					
2					
3					
4					
5					
6					
7					
8					
9					
10					
11					
12					
13					
14					
15					

注：人体空腹血糖测试正常范围为3.9~6.1mmol/L

請記錄
身体各项指标的测量结果

单位/指标	记录周期														
	1	2	3	4	5	6	7	8	9	10	11	12	13	14	15
请填写 **体 重 记 录**															
千克															
请填写 **腹 围 记 录**															
厘米															
请勾选 **饮 食 记 录**															
过饱															
正常															
不足															
请勾选 **运 动 记 录**															
过量															
正常															
不足															
请勾选 **情 绪 记 录**															
开心															
正常															
忧伤															